GEOBIOLOGIA
Uma arquitetura para o século XXI

António Rodrigues

GEOBIOLOGIA
Uma arquitetura para o século XXI

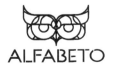
ALFABETO

© Publicado em 2012 pela Editora Alfabeto

Supervisão geral: Edmilson Duran
Revisão: Luis Fernando Perez

DADOS INTERNACIONAIS DE CATALOGAÇÃO NA PUBLICAÇÃO

Rodrigues, António

Geobiologia – Uma arquitetura para o Século XXI / António Rodrigues 4ª edição | São Paulo | Editora Alfabeto – 2022

ISBN: 978-85-98736-41-9

1. Geobiologia   2. Arquitetura   I. Título

Todos os direitos reservados, nenhuma parte desta publicação poderá ser reproduzida por qualquer meio ou forma sem a prévia autorização da Editora Alfabeto ou do autor, com exceção de resenhas literárias, que podem reproduzir algumas partes do livro, desde que citada a fonte.

A violação dos direitos autorais é crime estabelecido na Lei n. 9.610/98 e punido pelo artigo 184 do Código Penal.

EDITORA ALFABETO
R. Ângela Tomé, 109 | CEP 09624-070
São Bernardo do Campo/SP |
e-mail: editorial@editoraalfabeto.com.br
Tel: (11) 2351-4720 | (11) 2351-5333
www.editoraalfabeto.com.br

Agradecimentos

Mais uma vez contamos com a orientação do geólogo Marcos Alves de Almeida na elaboração dos gráficos das páginas 115, 117, 119, 121, 123, 125, 129 e 131. Os textos introdutórios a estes gráficos também são de sua autoria e na sua forma integral são encontrados em sua obra ainda por publicar MANUAL TÉCNICO DE GEOBIOLOGIA MICROVIBRATÓRIA I.

Marcos Alves de Almeida, ao longo de alguns anos, desenvolveu uma competência extraordinária na pesquisa hídrica por meio de técnicas envolvendo a radiestesia. Geólogo de formação, transferiu para a radiestesia seus conhecimentos acadêmicos, resultando num processo apurado de pesquisa, cujos resultados foram a descoberta de dezenas de poços de água no estado de São Paulo.

Estendo aos leitores deste livro meus desejos de tão bons resultados em geobiologia quanto os de Marcos, provas inequívocas de que a radiestesia, quando praticada com saber e bom senso, é uma ferramenta extraordinária no auxílio da descoberta de conteúdos ocultos, e que evidencia as singulares habilidades do psiquismo humano.

Sumário

CAPÍTULO I – Introdução à geobiologia 9

Pequena introdução histórica à geobiologia 9

Um ambiente saudável para uma qualidade de vida melhor 14

As nocividades em geral 17

    Grupo 1– Geológicas, telúricas 17

        Radiação e Campo Magnético Terrestre 17

        A influência das águas subterrâneas na Saúde 18

        As falhas 19

        Descontinuidades geológicas 20

        Gás Radônio 20

    Grupo 2 – Decorrente da atividade humana 21

    Grupo 3 – Eletricidade artificial 21

        Poluição elétrica 22

        Redes de alta tensão 22

        Conceito de radiação ionizante e não ionizante 23

    Grupo 4 – Eletrônica 24

        Riscos da proximidade de torres de celular 25

    Grupo 5 – A poluição 25

    Grupo 6 – As formas e os materiais 25

        A influência das formas 26

    Grupo 7 – Conteúdo da casa 26

    Grupo 8 – Emissões cosmotelúricas interferentes 27

        As malhas geomagnéticas 27

        As malhas e os metais associados 33

        Chaminés cosmotelúricas 35

    Grupo 9 – O metafísico 36

CAPÍTULO II – A edificação saudável 37

A edificação com qualidade biótica 37

    Qualidade do ar no interior do edifício 38

    Poluição química e biológica 38

    O estresse geopático 39

    Sintomas de estresse geopático 40

A tríade Vitruviana 42

    O novo quarto elemento 43

Protocolos para construção em geobiologia com ecologia e eletricidade biótica 44

CAPÍTULO III – A geobiologia na prática 51

Um novo método para uma arquitetura saudável 51

A chave do conhecimento oculto dos *Francs Maçons* 56

    Quadrilátero Solsticial, Côvado local, Traçado regulador, Geometria 56

    Quadrilátero Solsticial 61

    Côvado local 66

    Traçado regulador 70

O número plástico na obra de Dom Hans van der Laan 76

A Geobiologia na prática 83

Levantamento energético de um interior de residência 95

Frequência vibratória do edifício 103

Técnica do reequilíbrio virtual do espaço 105

Caderno especial de gráficos para pesquisa em Geobiologia 107

    Pesquisa inicial 107

    Variantes físicas 113

    Pesquisa hídrica 127

    Técnicas de reequilíbrio 133

    Resultante vibratória 137

Bibliografia 142

CAPÍTULO I
Introdução à Geobiologia

Geobiologia:

"Ciência que estuda as relações da evolução cósmica e geológica do planeta com as condições de origem, de composição físico-químico e de evolução da matéria viva e dos organismos que ela constitui". (Larousse do XX século, edição de 1930)

Geo: a terra

bio: a vida

logia: a ciência

Pequena introdução histórica à Geobiologia

A geobiologia é uma ciência que despontou no século 20 e que tem suas origens relacionadas com a radiestesia. A razão disto é que a maioria dos primeiros pesquisadores, exercendo outras profissões, não dispunham de aparelhos medidores. Usaram então a radiestesia como o método mais econômico e universal, um método psíquico, relacionado com a habilidade presente na maioria dos humanos: a de perceber as energias em seu entorno, mediante algumas técnicas de fácil aprendizado.

A maioria destes pioneiros ao longo do tempo procuraram confirmar suas detecções por meio de certos aparelhos eletrônicos, capazes de demonstrar alterações energéticas evidenciando distúrbios locais.

Sabendo que nem todos nossos leitores têm intimidade com a prática radiestésica, dividimos tanto quanto possível o livro em dois blocos: o primeiro mais formal, orientado para um arquiteto iniciante em geobiologia, e o segundo tratando o tema de um modo mais holístico, abordando a detecção e correção por meio da radiestesia. Cada um que escolha seu modelo, de acordo com suas convicções.

A geobiologia estuda fenômenos bem reais, mensuráveis e quantificáveis, utilizando métodos tradicionais até há pouco tempo considerados empíricos, como a radiestesia com suas varetas e pêndulos e métodos modernos tecnológicos como contadores geiger, cintilômetros, magnetômetros etc. Por causa de seu passado recente, empírico, a geobiologia é vista por alguns como uma ciência paralela.

Esta "novidade" para algumas pessoas está ainda relacionada com algumas habilidades e costumes tradicionais, tais como a pesquisa de água pelo poceiro usando uma rústica forquilha de madeira, o pastor escolhendo o local para pernoite sentindo o terreno com a mão, ou mais bizarro ainda, algum grupo druídico em seus rituais de integração com a natureza, vestidos a rigor com camisolas brancas e flores no cabelo.

A geobiologia analisa o impacto do ambiente e das construções na saúde dos habitantes e a aplicação deste conhecimento na edificação de espaços saudáveis.

A observação histórica das relações do homem com o meio ambiente leva-nos a perceber que, desde cedo, este identificou as eventuais qualidades energéticas dos locais.

A Europa encontra-se repleta de manifestações megalíticas, menires, dolmens e cromlechs deixadas por nossos distantes antepassados de talvez até 10.000 anos atrás. A dimensão e a precisão da colocação de algumas dessas pedras, assim como a complexidade dos conjuntos, continuam a nos surpreender (Conjunto de figuras 1), muitas vezes colocadas em locais precisos, alterando o perfil energético do lugar.

Na China, por meio do Feng Shui, e na Índia, pelo Vastu Shastra, antigos de milhares de anos, essas civilizações estudam, analisam o meio ambiente, realizam intervenções e constroem segundo regras bem específicas para proporcionar aos habitantes condições de elevada qualidade energética. Bastante curiosa a similitude entre as Veias do Dragão chinesas e as Vouivres, serpentes da tradição Céltica, ambas representativas dos caminhos energéticos que serpenteiam a terra. Os chineses evitavam construir sobre tais locais. Por sua vez, os romanos escolhiam o local para construção da casa observando o lugar onde o rebanho dormia.

Na Idade Média, os Mestres de Obra construíram catedrais góticas em locais bem específicos, por exemplo: Chartres, Notre Dame de Paris, Amiens etc. E o projeto do edifício era elaborado segundo um ábaco complexo que apenas hoje co-

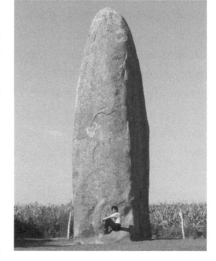

Fig. 1 - Menir

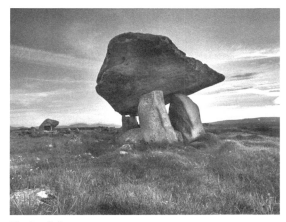
Fig. 1a - Dolmen

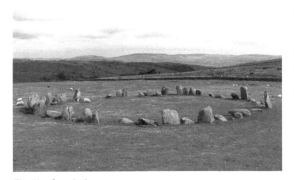
Fig. 1b - Cromlech

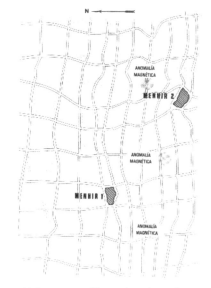
Fig. 1c - Malha geomagnética na área de menires

meçamos a entender ficando, no entanto, sem resposta a pergunta: onde obtiveram eles tais conhecimentos (Figura 2), já que o estilo gótico não é uma evolução do estilo anterior?

Na Renascença, a redescoberta da "Divina Proporção" originou uma nova arquitetura de linhas harmônicas, cuja beleza estética sobrepujava qualquer outro conceito (Figura 3).

Finalmente nos primeiros vinte anos do século XX, alguns médicos, observando as "coincidências" de casos clínicos semelhantes em indivíduos moradores nos mesmos bairros ou casas, deram início à disciplina que hoje é a geobiologia. Por volta de 1930, o Dr. Peyré (Bagnoles de l'Orne) iniciava sua pesquisa sobre as redes geomagnéticas, cujas características são conhecidas hoje.

Trinta anos mais tarde, o médico alemão Ernst Hartmann, 1915-1992 (Eberbach Am Neckar), na Alemanha, detectou a malha hoje conhecida com seu nome, descreveu suas particularidades e efeitos em variadas circunstâncias.

Nos anos 1970, o Dr. Jean Picard (Moulins), na França, observou que certos quarteirões de sua cidade apresentavam uma frequência mais elevada de doenças cardiovasculares ou de cânceres (Figura 4), tendo uma estreita relação com as características do subsolo: falhas, correntes de águas, radioatividade.

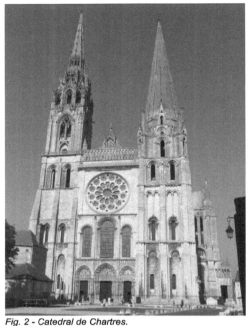

Fig. 2 - Catedral de Chartres.

Em 1983, a geobióloga suíça Blanche Merz publicou *Les hauts-lieux cosmotelluriques*, resultado de seu périplo em busca de construções ou locais de alta taxa vibratória. B. Mertz foi responsável pelo Instituto Europeu de Pesquisas em Geobiologia em Chardonne (Suíça), seu trabalho teve grande visibilidade, difundindo assim a geobiologia por toda a Europa (Figura 5).

Infelizmente, a Geobiologia tem contra si o fato de até hoje a detecção das energias telúricas ser efetuada por meios sensitivos, notadamente a radiestesia, o que gera certa desconfiança por parte dos céticos e dos menos conhecedores do tema, mas também gera grosseiros erros por parte de "radiestesistas/geobiólogos" menos habilitados.

No entanto vão surgindo aparelhos eletrônicos de medição que já permitem evidenciar fatores vibracionais físicos relacionados com as qualidades dos locais.

O arquiteto Raymond Montercy, ex-membro da fundação Ark'All, foi o primeiro a perceber a relação entre a geometria dos construtores, os trabalhos do Dr. Peyré e sua malha ou rede solar, manifestação natural do ritmo da terra num determinado local e num tempo definido.

Há algum tempo, ao analisar um terreno, constatamos um fato que tinha até certo ar de piada.

Era um terreno grande, no interior, numa pequena estrada a pouca distância do centro da cidadezinha. A maior parte do terreno apresentava uma diferença de potencial elétrico evidenciando uma grande área com água de subsuperfície, bem no meio o casarão da família, imponente, vivendo de forma que o proprietário e

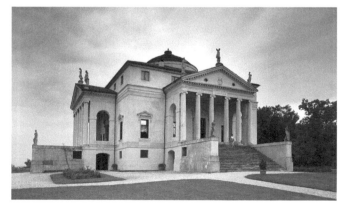

Fig. 3 - Villa Rotonda, projeto do arquiteto renascentista Paladio, com uso da Divina Proporção.

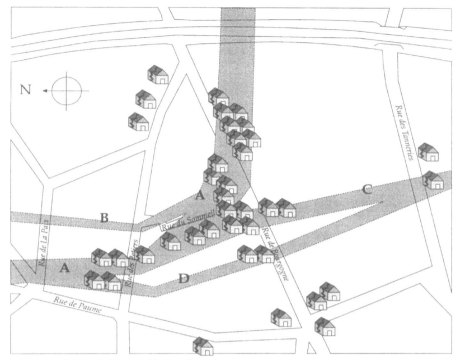

Fig. 4 - Áreas insalubres na cidade de Moulins, França.

sua família penavam com problemas de saúde. No lado esquerdo do terreno, na área seca e de boa taxa vibracional, a modesta casa do caseiro, sua horta, suas galinhas. Que fazer para corrigir? Infelizmente, numa situação dessas, há pouco o que fazer. Melhor teria sido analisar o terreno antes da construção (Figura 6).

A terra é um organismo vivo percorrido por malhas magnéticas de origem terrestre, criadas pelo núcleo da terra, por seu movimento no espaço, em torno de seu eixo e pelo influxo cósmico. Também sofre perturbações devidas a falhas, deslizamento de terrenos, erupções vulcânicas etc., e ainda por correntes de água superficiais ou subterrâneas e fenômenos elétricos. Onde estejamos sofremos as consequências destas ocorrências.

Por meio de métodos simples, podemos pesquisar os locais onde as energias nos são nocivas a fim de evitá-las, e encontrar os locais benéficos para aí vivermos ao abrigo das energias positivas.

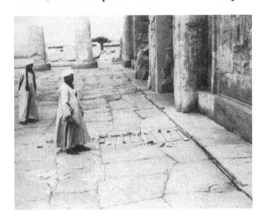

Fig. 5 - Múltiplas faixas da malha de Hartmann frente à porta de um templo.

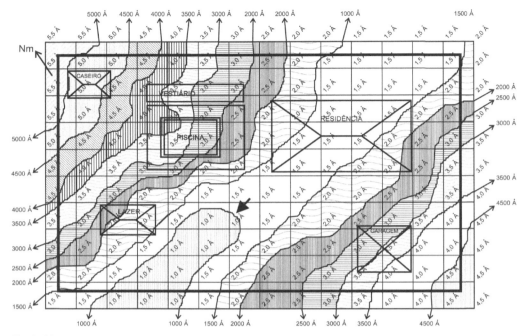

Fig. 6 - Mapa de isofrequência.

As formigas se instalam nos locais onde as energias são de baixa energia, frequentemente nos cruzamentos da rede de Hartmann. Árvores nesses lugares normalmente apresentam forte inclinação parecendo querer "fugir" do lugar, com folhagem rala e deformações no tronco (Conjunto de figuras 7).

Um ambiente saudável para uma qualidade de vida melhor

A geobiologia permite pesquisas e intervenções em três estruturas energéticas bem distintas:

1ª As geológicas ou telúricas

Relacionadas com as características geológicas e telúricas locais (falhas, constituição do solo, lençol freático, radioatividade, correntes elétricas (correntes telúricas) etc.

2ª As arquitetônicas e ambientais

Relacionadas com a forma, orientação do edifício, materiais utilizados na construção e com o meio ambiente, em seus aspectos climáticos e de poluição.

3ª As causas de origem metafísica

Em todas as suas formas de manifestação, próprias da psique dos moradores ou de influências externas, inclusive as relacionadas com as forças da natureza, compreendidas como elementais ou arquetípicas.

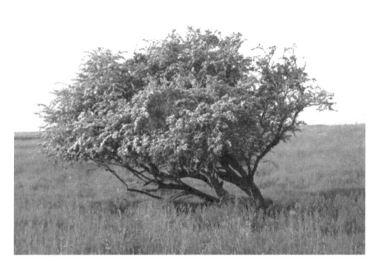
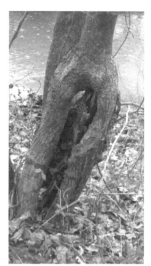

Fig. 7 - *Árvores vítimas de distúrbios telúricos.*

A geobiologia não é uma forma de crença. Todas as práticas dentro ou fora da construção envolvendo conceitos religiosos, místicos, mágicos etc. não são em hipótese nenhuma atividades relacionadas com a geobiologia. Assim como um "passe magnético" realizado para promover uma melhora de saúde não é um ato médico. Por princípio não somos contrários a tais práticas, no entanto mantemos uma séria desconfiança, já que os resultados estão em relação direta com as qualidades do operador, sendo que estas são praticamente impossíveis de avaliar a não ser que seja conhecido seu histórico de trabalho.

Existem dois pecados em geobiologia, o primeiro é não ser utilizada, o segundo mais grave é ser aplicada por pessoas não habilitadas, usando alguma metodologia "esotérica" com pretensas "curas", cujo resultado é por vezes mais nocivo que o pretenso "desequilíbrio" existente na construção.

Uma casa de má construção assentada sobre um terreno de baixa qualidade tem tudo para ser um edifício "doente", independentemente do que se faça para melhorá-lo.

Temos visto com espanto o uso de adesivos radiestésicos de pequenas dimensões colados nos pilares de garagens na tentativa de reequilibrar a "energia nociva" do edifício de apartamentos, isto promovido por algum "radiestesista" metido a geobiólogo, ludibriando um síndico surpreso com a manipulação de um pêndulo obediente, mostrando que antes o espaço estava "negativo" e após a aplicação encontra-se "positivo".

É comum que os distúrbios encontrados em geobiologia tenham relação direta com problemas relacionados com a arquitetura do imóvel.

Inclusive as questões de caráter metafísico se fazem mais presentes em construções de má qualidade. Isto está bem representado em nossos mitos (o castelo da bruxa sempre é um lugar fantasmagórico).

Uma edificação de excelente qualidade dificilmente dará abrigo a fenômenos metafísicos.

Não vemos como condição *sine qua non* que a geobiologia seja praticada unicamente por arquitetos, mas é desejável.

Infelizmente, não existe uma associação de geobiólogos capaz de formar e conceder referências aos praticantes.

Lamentavelmente, a associação existente define sua prática como "Arte Zahori", apesar de seu fundador e diretor ser arquiteto. Estão formando mais um grupo de equivocados fazendo rituais para reequilibrar locais.

Obs.: Este tipo de mandracaria infelizmente encontra boa ressonância no público brasileiro bastante místico por "natureza".

A evolução da sociedade industrial moderna transformou radicalmente o tipo de construção e os materiais usados na atualidade. A geobiologia é, antes de tudo, uma proposta de mudança nos atuais paradigmas. É uma nova postura em relação às metodologias empregadas, às formas e materiais utilizados e um esforço para alcançar a maior integração possível entre a edificação e seu entorno ambiental. O arquiteto, o engenheiro e o construtor devem elaborar listas de materiais capazes de construir de uma forma biótica, fugindo das armadilhas involuntárias apresentadas por certos materiais modernos, produtos do aproveitamento industrial de resíduos e de materiais com boas características ora estéticas, ora mecânicas, mas altamente poluidores sob os mais variados ângulos.

A análise geobiológica visa estabelecer uma avaliação do impacto de um conjunto de fatores sobre uma habitação e eventuais reflexos sobre a qualidade de vida dos moradores. Para isso, variados métodos podem e devem ser empregados, e também os fatores físicos, psicológicos e espirituais devem ser avaliados. Os desequilíbrios podem ter origens físicas, biológicas, geomagnéticas, magnéticas, eletromagnéticas, eletrostáticas, etéricas, astrais etc.

Os desequilíbrios detectados devem ser reportados sobre uma planta e assinalados por cores diferentes, indicando as zonas de isofrequência.

Este procedimento visa à construção de uma casa em um espaço nunca antes construído e sem problemas de área total, sem sentido obrigatório de orientação e tempo para construção. Todas as limitantes que fujam desta situação ideal deverão ser avaliadas e as adaptações, implementadas.

Observar os aspectos topográficos do local, ventos dominantes, cursos de água, declives, evitar morros e várzeas de alagamento etc.

Pesquisar a existência de ocorrências telúricas, falhas, cavidades, constituição do terreno, lençol freático etc., presença de malha Hartmann ou Curry deformada.

Aqueles com pendores místicos/esotéricos pedirão a concordância do espírito do lugar.

As nocividades em geral

Grupo 1 (Geológicas, telúricas)
Radiação e Campo Magnético Terrestre.
Correntes de água ao ar livre.
Correntes de água subterrâneas.
Fontes de água mineral (na vertical da saída).
Falhas geológicas secas.
Jazidas de minerais radioativos.
Antigos pântanos.
Alterações naturais do magnetismo terrestre.
Troncos de árvores apodrecendo.
Correntes telúricas sutis.
Cavernas naturais abertas ou fechadas.
Gás Radônio.

Radiação e Campo Magnético Terrestre

O fato de que uma agulha magnética se oriente para uma determinada direção mostra a existência de um Campo Magnético Terrestre. A bússola não é mais que uma agulha magnética, cujo polo sul (pintado) se orienta para o norte magnético da Terra. No entanto esse ponto não indica o norte geográfico do planeta; entre os dois existe uma diferença chamada declinação magnética, variável. Em Paris, diferença de mais 7° e, em São Paulo, diferença de mais 16°.

A posição dos polos magnéticos varia com o tempo, em função das correntes elétricas causadas pelo núcleo do planeta, da ionosfera e da radiação eletromagnética provinda do Sol (Figura 8).

As unidades de medida são o Gauss, o Tesla (1 Tesla = 10.000 Gauss) e o Ampère por metro (A/m).

A intensidade do campo magnético terrestre é de 0,5 Gauss, 50 mT (micro Tesla), mais elevada nos polos e menor no equador.

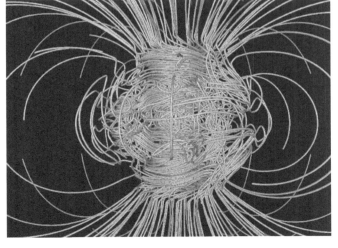

Fig. 8 - Modelo geomagnético terrestre.

Duas energias são extremamente interligadas, alterações num campo magnético induzem alterações elétricas e, por sua vez, alterações elétricas resultam em alterações magnéticas.

Os campos elétricos e magnéticos constantes existem independentemente um do outro (eletricidade estática, ímãs).

Os campos elétricos e magnéticos oscilantes são intimamente ligados para formar um campo eletromagnético (ondas eletromagnéticas).

Na matéria dita inanimada, existem reações químicas, cujo comportamento é comparável à matéria viva. Estas reações fazem intervir certa quantidade de energia, traduzindo-se na aparição de estranhas e maravilhosas formas geométricas em espirais. A matéria é, pois, viva e apresenta comportamentos coerentes ou incoerentes, segundo o meio vibratório ambiente.

O ser humano e o meio que o envolve são osciladores que têm seus ritmos, suas harmônicas e ressonâncias que entram em harmonia vibratória com a natureza e o cosmos, ou se dessincronizam e permitem a dissonância, é quando a doença aparece.

A poluição eletromagnética era, já em 1905, uma ameaça para o bem-estar e a saúde do ser humano, mas visto que as fontes de radiação, tais como os emissores de ultravioleta, de *laser*, micro-ondas, ondas de rádio, radar, satélites etc., multiplicaram-se e aumentaram tremendamente de potência, doenças como o estresse, a insônia, a esclerose e o câncer também se tornaram cada vez mais presentes.

A maioria das normas de limitação de emissões é extremamente branda e varia conforme o país; vemos que elas contemplam mais os interesses industriais que propriamente a saúde humana, ou talvez os legisladores acreditem que seus compatriotas são mais resistentes que os estrangeiros.

Experiências demonstraram que numa casa onde exista um campo elétrico interno (50/60 Hz) da rede, o número de íons negativos diminui pela metade. A fim de manter o indivíduo em boa forma, a quantidade de íons negativos deveria ser de 2.000 íons por cm^3. Em locais com aparelhagem eletroeletrônica, a quantidade desce abaixo dos 40 íons cm^3.

O campo elétrico natural é da ordem de 100 volts por metro (V/m) e, durante trovoadas, o campo sobe a 2.000 V/m.

O becquerel é uma unidade de medida que corresponde a uma desintegração por segundo.

A radioatividade natural do ar é de 0,1 becquerel/m (Bq/m).

A influência das águas subterrâneas na saúde

O subsolo da terra não é inerte, bem ao contrário, deveríamos, pois, tomar cuidado com os lugares em que construímos nossas habitações. As fricções contínuas das placas geológicas, e também das correntes de água subterrâneas, criam campos eletromagnéticos detectáveis na superfície onde vivemos, são mensuráveis com magnetômetro, eles alteram localmente o campo magnético terrestre. Esta anomalia magnética perturba os organismos vivos localizados na sua vertical. As árvores se afastam, crescem tortas ou com buracos, segundo as espécies. Os bois e os cavalos ficam doentes nas cocheiras nestes locais. As pessoas, cujo leito está na vertical de uma corrente de água subterrânea, queixam-se geralmente de um sono não reparador e de fadiga ao acordar; expostos às mesmas radiações, outros poderão apresentar bronquites crônicas, asma, dores localizadas etc.

A profundidade e a vazão determinam a intensidade da radiação e, por consequência, sua nocividade. O impacto sobre a saúde é variável e está em função da exposição (frequência/duração) e também de nossa sensibilidade. Como essa radiação se projeta na vertical, convém construir na parte do terreno menos afetada e dispor os cômodos em função de sua utilização.

A circulação de água subterrânea é a causa mais comum de perturbações, e a mais conhecida. A circulação de água induz uma corrente elétrica da ordem de alguns milivolts entre ela e a superfície. Esta corrente modifica a radiação eletromagnética sob a qual ela se encontra, dando origem à sensação de frio que se sente nesses locais. Também a fricção da água nas margens produz raios gama, um tipo de radioatividade natural.

As falhas

As falhas geológicas são o produto do deslizamento dos terrenos ou da acomodação da crosta terrestre. O espaço vazio ressonante emite, na vertical, variações no campo elétrico e emissões do espectro sutil, o mesmo das ondas de forma. Durante o período de chuvas, algumas vezes servem também de canal de escoamento de águas. Quando não são tomadas pela água, o são pelo gás radônio, um gás natural produto da decomposição de rochas radioativas (Figura 9).

As "falhas" a que nos referimos em geobiologia são pequenos acidentes de subsuperfície ou fenômenos detectáveis a até trezentos metros de profundidade, não tendo, portanto, relação com as grandes falhas tectônicas, essas a profundidades acima de mil metros ou mais.

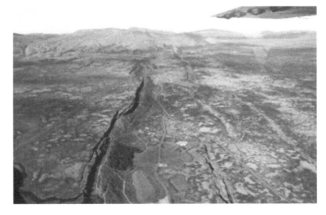

Fig. 9 - Falha de superfície.

Descontinuidades geológicas

Chamamos de descontinuidades o final abrupto de um material e o início de outro, por exemplo um solo de areia, cujo final encosta em solo de rocha. As diferenças de material alteram a frequência das correntes telúricas. A areia vibra a uma certa frequência e a rocha a uma outra mais alta. No ponto de encontro dos dois solos, surge uma nova frequência, pontual, de emissão vertical, capaz de alterar o equilíbrio biótico dos organismos. Parece uma fina parede de 5 a 10 cm de espessura e com o comprimento total do evento gerador. A altura sempre será mais elevada que o imóvel aí construído.

Gás radônio

O radônio é um gás de origem natural que emana do subsolo, é inodoro, insípido e radioativo, originário da desintegração do urânio e do tório, presente em proporções variáveis em algumas rochas. Este elemento químico radioativo de número atômico 86, da família dos gases nobres (símbolo - Rn), foi descoberto em 1900 por Ernest Rutherford (Figura 10).

O radônio dilui-se rapidamente na atmosfera assim que atinge a superfície do solo. Porém em nossas construções pode acumular-se e alcançar concentrações perigosas capazes de aumentar o risco de câncer de pulmão. Os elementos radioativos são o urânio 238, urânio 235 e o tório 232, estes elementos são instáveis desintegrando-se lentamente até alcançarem uma forma estável: o chumbo. Desintegrando-se criam novos elementos radioativos tais como o radio e o gás radônio.

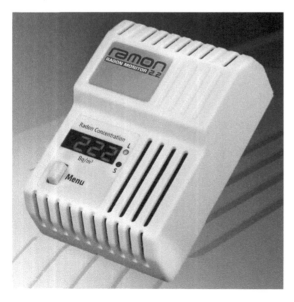

Fig. 10 - Detector de radônio.

O radônio presente em uma habitação tem como origem duas fontes: os materiais de construção e o subsolo. A geração de gás pelos materiais de construção não ultrapassa em geral as dezenas de Bq/m3 (o Becquerel (Bq) é uma das unidades de medida da atividade radioativa). O subsolo pode, no entanto, produzir concentrações de algumas centenas de Bq/m3.

A inalação do gás radônio aumenta o risco de câncer de pulmão. Quando se respira este gás, ele permanece apenas alguns segundos nas vias respiratórias. No ar ambiente ao se desintegrar cria novos elementos radioativos não gasosos que se fixam nas finas partículas de pó em suspensão. Estas partículas inaladas irradiarão para os brônquios e os pulmões.

A vida média do gás radônio é de 3,8 dias, período durante o qual se decompõe transformando-se em polônio 218 e 214, que por sua vez também se desintegram rapidamente emitindo as chamadas partículas alfa. Quando as partículas alfa atingem um obstáculo, sua energia é absorvida pela superfície deste.

Habitações nas quais a concentração se situa entre 400 a 1.000 Bq/m^3 é aconselhável um cuidado maior com a ventilação, sobretudo nos cômodos inferiores como os porões. Em concentrações acima de 1.000 Bq/m^3 é imperioso proceder a reformas na construção para permitir um aumento de ventilação ou até instalar exaustão permanente, sobretudo se no local houver uma criança ou um fumante expostos ao radônio.

Ao se construir sobre zonas de "risco" é aconselhável a inserção de uma resistente manta plástica impermeável ao radônio entre o solo e o piso de concreto, observar os arremates da manta junto às colunas, usando vedantes para o acabamento, e prever no projeto aeração natural, evitando a ventilação forçada elétrica que aumenta os custos anuais de manutenção do edifício.

O melhor antídoto contra o radônio é a ventilação.

Grupo 2 (Decorrente da atividade humana)
Antigos subterrâneos.
Túneis do metrô.
Fossas sépticas desativadas.
Esgotos em uso.
Antigos poços (aterrados ou não).
Antigos cemitérios.
Lagoas de decantação.
Lagoas de águas usadas.
Cavidades fechadas e sem circulação de ar.
Líquidos em movimento (encanamentos de água etc.).
Antigas passagens subterrâneas.

Grupo 3 (Eletricidade artificial)
Linhas de alta tensão.
Estações transformadoras.
Linhas de estrada de ferro eletrificadas.
Tomadas-terra defeituosas.
Forno de micro-ondas.
Fiação elétrica 220 v dentro de conduíte plástico.

Aparelhos de raios X.

Equipamentos elétricos variados.

Poluição elétrica

Há uns cinquenta anos após a grande guerra e consequente retomada do crescimento industrial e comercial, as instalações elétricas eram mínimas; nas residências, elas limitavam-se a uma tomada e uma lâmpada por cômodo. O rádio era em ondas médias e curtas, com aparelhos a válvulas. Hoje em dia, apesar da brutal transformação deste quadro, continuamos mantendo o mesmo olhar de inocência em relação às mudanças havidas. Substituímos as árvores de nossas ruas por postes de concretos distribuidores da monstruosa teia de uma aranha frenética, milhões de fios cruzados sobre nossas cabeças distribuindo eletricidade, telefone, dados, TV etc. Também sob nossos pés, a dois metros de profundidade, um labirinto de cabos de força, de canos de água com pressão, uma malha de canos metálicos de distribuição de gás e imensos canos de esgoto doméstico e de águas pluviais. Infelizmente, a lista é bem mais longa:

TV VHF

TV UHF

Radar

Rádio FM

Forno micro-ondas

TV por satélite

Transmissões de rádio em toda a gama do espectro eletromagnético.

Telefones celulares nas várias bandas

Estações transformadoras

Aparelhos de exame tipo raios X e etc.

Todos os aparelhos eletrodomésticos

Linhas de alta tensão

Os fenômenos ligados à corrente elétrica, efeito térmico, campo elétrico, campo magnético, acoplamento indutivo e capacitivo

Eletricidade estática, ionização

Radioatividade natural, gás radônio.

Redes de alta tensão

Segundo estudo publicado pelo *British Medical Journal*, crianças que moram num raio de duzentos metros de distância das linhas de alta tensão têm risco 70% maior de desenvolver leucemia do que as que moram a mais de seiscentos metros. O estudo concluiu que 64 crianças que sofriam de leucemia viviam a menos de duzentos metros de distância de alguma rede. Outras 258 crianças que sofrem da doença viviam a uma distância entre duzentos e seiscentos metros das redes. As crianças que vivem entre duzentos e seiscentos metros de distância das redes de alta tensão têm 20% a mais de chances de ter leucemia.

Outras pesquisas sugerem que há uma relação entre campos magnéticos de alta frequência com os produzidos na geração de eletricidade e o câncer.

Conceito de Radiação Ionizante e Não Ionizante

Radiações Ionizantes – As radiações ionizantes são ondas eletromagnéticas de frequência muito elevada (raios X e gama) que contêm energia fotônica suficiente para produzir a ionização (conversão de átomos ou partes de moléculas em íons com carga elétrica positiva ou negativa) mediante a ruptura dos enlaces atômicos que mantêm unidas as moléculas na célula.

As radiações ionizantes – Os raios alfa são compostos de núcleos de hélio. Eles se propagam alguns centímetros no ar e alguns milímetros nos tecidos orgânicos.

Os raios beta são um fluxo de elétrons que se deslocam à velocidade da luz. Eles se propagam alguns metros no ar e aproximadamente oito milímetros nos tecidos orgânicos. Têm efeitos externos razoavelmente inofensivos, mas graves efeitos quando da ingestão de materiais radioativos. Para proteção, bastam alguns milímetros de plástico ou alumínio.

Os raios gama são ondas eletromagnéticas. Esse tipo de radiação é muito penetrante. A propagação no ar é praticamente infinita. A proteção pode ser obtida com uma espessura de chumbo de 15 cm ou de cimento com 1 metro.

Os raios X são do mesmo tipo que os raios gama, mas menos poderosos.

As unidades de medida são agrupadas em três categorias:

a) medida de exposição;

b) medida de dose absorvida;

c) medida do efeito sobre o corpo humano.

a) O Roentgen é uma unidade de medida de exposição. O que significa que ela não indica a quantidade de radiação absorvida pela matéria.

O Becquerel (Bq) representa um número de transições nucleares espontâneas por segundo de uma fonte radioativa.

b) Rad mede a quantidade de radiação absorvida por uma massa biológica de 1 kg. No entanto não fornece nenhuma indicação quanto à ação biológica da radiação sobre o ser humano.

c) REM, abreviação de "Roëntgen Equivalent Man", é a unidade de avaliação do efeito biológico de uma radiação eletromagnética ionizante. Representa a dose de radiação produzindo no homem os mesmos efeitos biológicos que 1 Rad de raios X (cuja energia fotônica é de 250 Kev).

O aparelho de medida padrão é o Contador Geiger.

Como neutralizador, podemos empregar um gerador de íons negativos, à condição de ser um equipamento de boa potência, não do tipo encontrado em loja esotérica.

O ionizador deverá produzir de 10 a 20 milhões de íons por cm^3 e ser equipado de uma boa ventilação.

Os efeitos da ionização negativa são:

purificação do ar, eliminação de fumaças e das micropartículas em suspensão;

eliminação de substâncias tóxicas e odores;

eliminação de vírus e bactérias no ar;

diminuição da eletricidade estática;

ação no crescimento das plantas;

ação sobre a asma e a bronquite crônica;

melhora o tônus geral e ajuda no desaparecimento das insônias;

ação positiva sobre o sistema nervoso.

Radiações Não Ionizantes – As radiações não ionizantes constituem, em geral, a parte do espectro eletromagnético cuja energia fotônica é demasiado débil para romper as ligações atômicas. Entre elas encontram-se radiação ultravioleta, a luz visível, a radiação infravermelha, os campos de radiofrequências e micro-ondas, os campos de muito baixas frequências e os campos elétricos e magnéticos estáticos.

As radiações não ionizantes, mesmo quando são de alta intensidade, não podem causar ionização num sistema biológico. Contudo provou-se que essas radiações produzem outros efeitos biológicos, como, por exemplo, aquecimento, alteração das reações químicas ou indução de correntes elétricas nos tecidos e nas células.

A geobiologia detecta e analisa, nos terrenos e habitações já erigidas, as emissões radioativas e eletromagnéticas e outras que possam ter uma influência negativa sobre a saúde dos ocupantes ou que possam afetar a construção.

Estas emissões podem ter origem em correntes de água subterrânea, falhas geológicas, diferentes malhas magnéticas, formas das edificações e de poluição do mundo moderno.

Grupo 4 (Eletrônica)

Aparelhos de TV.

Antenas de TV.

Computadores.

Centrais de alarme.

Radares.

Transmissões de rádio.

Celulares e suas antenas.

Telefones sem fio (Figura 11).

Riscos da proximidade de torres de celular

Efeitos térmicos que são atribuídos à conversão das elevadas radiações absorvidas. Os danos provocados incluem lesões locais, assim como reações fisiológicas devidas à elevação de temperatura dos tecidos biológicos, resultando em lesões nos órgãos internos. O sistema nervoso central, o sistema cardiovascular, a termorregulação e a audição podem também ser afetadas.

Efeitos atérmicos que são atribuídos a relações fisiológicas mais fracas no caso de exposições crônicas. Os danos provocados podem afetar o sistema nervoso (astenia, transtornos do sono, cefaleias, perda da memória), o sistema endócrino (disfunções das suprarenais e da tireoide).

O sinal de telefonia celular é pulsante. O telefone e a Estação Rádio Base (ERB) emitem pulsos a uma razão de 217 vezes por segundo. Quer dizer, nosso organismo está submetido não a uma pressão contínua, mas a golpes intermitentes que interferem notavelmente em seu funcionamento.

Grupo 5 (A poluição)
Queimadas.
Emissões de chaminés industriais.
Gases automotores.
Ruído urbano.
(A poluição em todas as suas formas)
A poluição moderna.

Não há escapatória, toda a nossa atividade produz poluição, seja ela qual for. Estamos alterando o meio ambiente constantemente. Para vivermos bem, deveremos produzir o mínimo possível de elementos poluidores e também ficar o mais longe possível dos grandes agentes de poluição.

Grupo 6 (As formas e os materiais)
Forma da edificação.
Materiais utilizados.
Orientação do edifício.
Emissões de forma decorrentes da arquitetura.
(Figura 12)

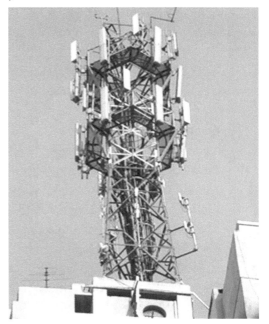

Fig. 11 - Antena de celular na paisagem urbana.

A influência das formas

A qualidade biótica de um edifício está diretamente relacionada com suas formas e volumes. Normalmente, casas de tijolos de barro com portas e janelas de madeira, e telhas de barro como cobertura, com áreas internas retangulares e espaçosas, edificadas em terreno neutro e com algum cuidado paisagístico, induzem um padrão energético alto. Todas as variantes desta opção formal são a investigar, sobretudo, aquelas de arquitetura "desconstruída", independentemente do valor estético. Existe o exemplo clássico da prefeitura da região de Paris, cujos andares vão se alargando de baixo para cima, como uma pirâmide invertida. A justificativa disso era razoável: cada andar, ultrapassando em largura o andar de baixo, permitia que o sol entrasse no inverno, mesmo estando baixo, no céu, e fornecia a sombra no verão, quando o sol está alto. O problema é que as formas que repousam sobre o solo e são maiores em cima do que em baixo criam um apelo extremamente poderoso de V-Elétrico, ajudado pela captação binária de UV E sobre o terraço superior. Seu interior climatizado engendra claustrofobia, tensão, fadiga nervosa. Em menos de um ano, as depressões nervosas se multiplicaram e quanto ao próprio prefeito, instalado no topo do imóvel, ele se declarou sem condições de trabalho... por sentir vertigens".

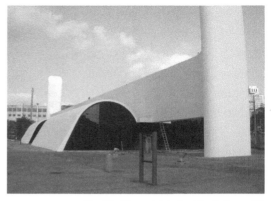
Fig. 12 - Memorial da América Latina – SP.

V-e (Verde negativo em fase elétrica), energia sutil, bastante incisiva, apenas perceptível por meio da radiestesia.

Grupo 7 (Conteúdo da casa)
Colocação de alguns móveis.
Joias e bijuterias (com memórias negativas).
Antiguidades (com memórias negativas).
Pinturas, desenhos e litografias (dependendo do motivo).
Máscaras africanas e algumas estatuetas.
Colchões de água.
Aparelhos com telas de cristal líquido.
Espelhos (em função da colocação).
Móveis com ângulos vivos.
Aquecedores elétricos.

Grupo 8 (Emissões cosmotelúricas interferentes)
As malhas geomagnéticas

1899 – Descrição das cargas eletromagnéticas do ar (Éster e Gelter / Czemak e Dassaner).

1903 – Descoberta das radiações eletromagnéticas superpenetrantes (Rutherford e Melennan).

1921 – Descoberta de supostos alinhamentos de energia Ley Lines (Alfred Watkins) (Figura 13).

Em 1927, M. Stelys divulgou que as "casas a câncer de Clermon-Ferrand, na França, estão situadas na maior parte ao longo de um desnível devido a uma falha de origem vulcânica, perto da qual brotam fontes de água carbonatada. Comunicação feita pelo professor D´Arsonval à Academia de Ciências".

Em 1937, Georges Lakhovsky demonstrou estatisticamente que os terrenos à base de areia, de calcário, de gipso, de grés, de rochas cristalinas e de aluviões recentes têm uma fraca incidência de cânceres, enquanto que aqueles à base de argila, de margas, de cal, de pirita e outros minerais do ferro, de hulha, de xisto têm uma forte incidência de cânceres.

De 1932 a 1939, o engenheiro Lienert e o Dr. Jenny de Sühr les Aarau, na Suíça, efetuaram uma longa série de experiências com cobaias (ratos brancos). Eles construíram caixas de madeira com três metros de comprimento, apoiadas no chão, uma parte em solo neutro e outra parte em solo perturbado em função da presença de um veio de água subterrâneo. Os resultados foram os seguintes:

Os ratos faziam os ninhos em zona neutra. Cada vez que se giravam as caixas em 180°, os ratos trocavam ninho e filhotes para a zona neutra.

Cada vez que se obrigavam os ratos a permanecerem em zona perturbada, eles ficavam rapidamente doentes. Alguns meses após, apresentavam tumores, em claro contraste com ratos colocados sobre uma zona neutra.

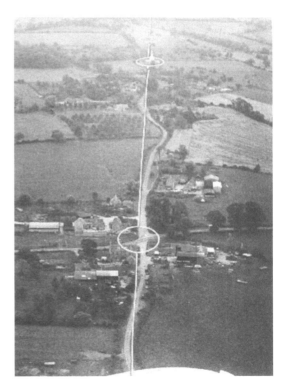

Fig. 13 - Linha Ley, Inglaterra.

Os ratos foram pincelados com substâncias cancerígenas. Todos os que habitavam a zona perturbada morreram de câncer, enquanto um pequeno número dos da zona neutra contraiu tumores.

Em 1929, o barão Von Pohl, um hábil radiestesista, propôs às autoridades da cidade de Vilsbiburg, na Bavária, Alemanha, fazer um levantamento, por meio da vareta radiestésica, das zonas salubres e insalubres do solo urbano. O que foi aceito e realizado no mesmo ano. As indicações levantadas eram imediatamente anotadas sobre um mapa da cidade. Em seguida, as autoridades assinalaram sobre o mapa todos os endereços de pessoas atingidas por câncer. Qual não foi a surpresa ao constatar que todos os leitos dos doentes estavam em zonas detectadas como insalubres. Segundo Von Pohl, essas áreas apresentavam problemas em virtude de cursos de água subterrânea impura.

Em 1972, o engenheiro Staëngle refez a experiência de Vilsbiburg com o auxílio de um cintilômetro gamma, corroborando então os resultados obtidos antes por Von Pohl.

Em 1937, o Dr. François Peyré de Bagnoles-de-l'Orne anunciou a descoberta de uma rede geomagnética e, em 1947, publicou a obra: *Radiações cosmo telúricas: Raios Peyré, sua topografia sobre todo o planeta, sua relação possível com a patologia humana, animal, vegetal e notadamente com o câncer.* Esse tema foi estudado por muitos outros pesquisadores. Essas manifestações parecem ser uma resultante do campo magnético e elétrico terrestre, conhecida há mais de cem anos pelos geofísicos sob o nome de linhas isóclinas de direção leste/oeste e linhas isógonas no sentido norte/sul.

A malha, que leva seu nome, é orientada norte-sul, variando, no hemisfério norte, de 6 a 8 metros, com uma largura de 40 a 60 cm.

Em 1961, o médico alemão Ernst Hartmann foi levado a pesquisar os locais onde habitavam seus pacientes, pela coincidência de casos de câncer, e encontra uma malha com 2 m norte-sul por 2,5 m leste-oeste, com 20 cm de espessura.

Por que as diferenças entre Peyré e Hartmann? O Dr. Peyré realizou seus testes em meio à natureza, longe de qualquer poluição, enquanto o Dr. Hartmann fez suas pesquisas na área do hospital, onde uma rede de alimentação 220V / 50Hz pulsava. A malha Hartmann está diretamente relacionada com a poluição eletromagnética, produto da atividade humana. A cada quatro linhas Hartmann leste-oeste corresponde uma Peyré, e a cada cinco linhas Hartmann norte-sul, também uma Peyré.

No final dos anos 1960, o meteorologista alemão Ernst Curry detectou uma malha diagonal variando de 3 a 16 m, quadrada ou retangular.

1959/60 – Descoberta da rede Romani pelo físico francês Lucian Romani.

Em 1970, o Dr. Jean Picard, na cidade de Moulins, na França, percebeu que, num dado bairro de sua cidade, o índice de afecções cardiovasculares e cânceres era acima do normal. Um levantamento geobiológico do local confirmou a presença de um veio de água subterrânea a 80 metros de profundidade sobre uma falha, esta a 150 metros. J.W.F. Staëngle também visitou Moulins e pesquisou o local com o cintilômetro; mais uma vez, as mensurações confirmaram o antes detectado pelo geobiólogo.

Jean Picard é presidente-fundador do *Groupe de Recherches Environnement-Santé*.

Em 1978, Rémi Alexandre foi o primeiro arquiteto a fazer uma tese sobre a medicina da habitação. É autor do livro *Sua cama está num lugar bom?*

Em 1986, o belga Walter Kunnen revelou as malhas sagradas; segundo ele mesmo, ele não é o inventor dessas redes geodinâmicas; na realidade, ele redescobriu algo já antes conhecido pelos romanos, pelos gregos, pelos celtas e, antes deles, pelos egípcios e pelos chineses. Seu único mérito foi situar essas malhas em suas estruturas originais e evidenciar as linhas de força que executam a função de "ondas portadoras" das interferências eletromagnéticas no espaço que elas percorrem. Essas malhas "sagradas" estão presentes nos templos onde as malhas Hartmann estão ausentes. Levam o nome de malhas sagradas porque as encontramos em todos os santuários que são por excelência templos solares.

A malha Hartmann não age dentro das igrejas e catedrais canônicas: só é detectável ao longo das paredes; a vibração maior fica por conta dos raios sagrados. É o templo solar ou espaço cósmico em toda a sua exuberância. Nesse local, a mensagem a ser absorvida não é telúrica, ela vem do alto, ela vem do cosmo.

A este respeito seria interessante consultar *Lugares Altamente Energéticos* de Guido S. Bassler – publicado em 1998. O autor foi presidente da Associação de Radiestesia Argentina. Neste livro, Bassler apresentou o levantamento de mais de 50 diferentes locais, em sua maioria igrejas. É curioso nesse capital trabalho que a maior parte das linhas de força se encontram não orientadas norte/sul e sim em virtude da orientação do templo. Também são notórios os cursos e água se sobrepondo e se cruzando sob o altar, com um a 12 metros de profundidade um outro a 27 metros a 90° entre si. Por razões geológicas esse tipo de evento não é tão comum. É curioso assinalar também a presença de duas linhas de força a 90° no ponto exato do altar (Conjunto de figuras 14).

Em residências ou outro tipo de edifício a presença de correntes de água sempre é fator de energia nociva que compromete a utilização do imóvel. No caso das construções sagradas, esses fenômenos têm a finalidade de energizar o ambiente aumentando o padrão vibratório interno. O oposto do que acontece numa residência.

Um outro caso curioso reportado por Bassler é o do Obelisco da Praça da República em Buenos Aires – aí as linhas de força, ou seja, as malhas Hartmann e Curry encontram-se rotacionadas em 45°, distorção essa em até 4 quilômetros da praça. Bassler assinalou que é comum encontrar desvios de 10 a 20% (Figura 15).

Esse texto é bastante curioso já que estas afirmações não são comumente encontradas em material de origem europeia.

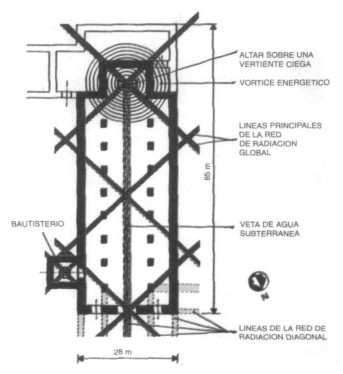

Fig. 14 - Igreja da missão jesuítica de San Ignacio Mini (Prov. de Misiones – Argentina)

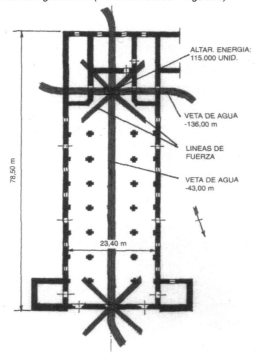

Fig. 14a - Igreja da missão jesuítica de Jesus (Paraguai)

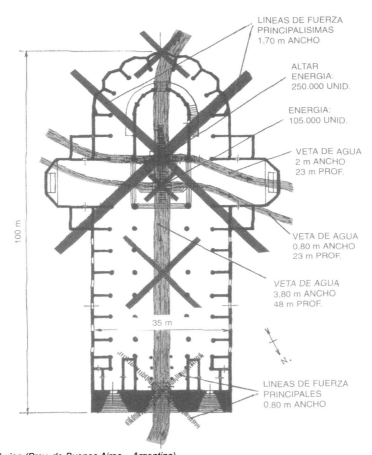

Fig. 14b - Basílica de Lujan (Prov. de Buenos Aires – Argentina)

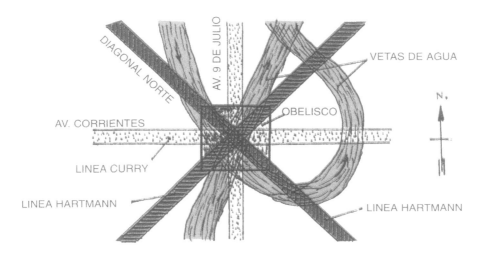

Fig. 15 - Obelisco de Buenos Aires

No caso de Bassler, algo contudo é a descartar: suas medições atingem patamares Bovis bastante altos, o que não corresponde à realidade. A partir de certos valores sua mensuração passa de uma escala linear para outra logarítmica. Em nosso livro Radiestesia Ciência e Magia, já falamos sobre esta anomalia que acontece com muitos radiestesistas. Parece que índices acima de 10.000 Bovis ecoam multiplicados no psiquismo de alguns operadores induzindo medições com valores acima de 100.000 Bovis. Não é racional que uma fruta orgânica tenha 6.500 Unidades Bovis, que um arroz integral tenha 8.000 U.B. e um altar de pedra tenha 150.000 U.B. Bom, fica aqui o reparo.

É possível detectar raios sagrados mesmo a partir de uma imagem colocada sobre uma mesa (detectar com o pêndulo em ligeira rotação).

1970/2000 – Surgimento de instituições de pesquisa da Geobiologia em bases científicas (Mariano Bueno / Blanche Merz). Retomada dos estudos de Alfred Watkins a respeito das Ley Lines, por Paul Devereux e Nigel Pennick.

Raymond de Montercy, ex-Fundação Ark´All, arquiteto e geobiólogo, afirmou: "As malhas geomagnéticas são estados particulares da matéria que é necessário conceber dentro de uma estrutura dinâmica e em volume. Existe uma variedade infinita de malhas dando acesso a informações diferentes; suas dimensões variam permanentemente em função da latitude, da influência do sol e da lua. Como todo sistema dinâmico, elas podem se poluir, mudar de forma e de caráter de informação, e tornarem-se indutoras de perturbações".

A malha de Hartmann não se manifesta em locais desabitados e longe de torres de transmissão de força. A rede elétrica é um dos fatores que a fazem surgir. Também emerge em função do volume da construção e toma as dimensões dos elementos constituintes do edifício; seus cruzamentos aparecem na altura das colunas. Vejam o caso das grandes igrejas e catedrais europeias: em princípio, suas naves são orientadas para o nascente, o leste, para Jerusalém, apontam para o lugar do nascimento de Jesus. Em princípio, na realidade, há igreja apontando para tudo que é lado, mas não para o norte. E como a malha, cuja orientação é norte-sul, brota paralela à igreja? Simples, porque a massa do edifício faz brotar a malha segundo a orientação deste.

Acreditamos também que outros fatores possam fazer surgir essa malha, mas por falta de experimentação não nos estenderemos mais sobre esse tópico.

As malhas e os metais associados

METAL	LARGURA/ MÍNIMA DAS FAIXAS	DISTÂNCIA ENTRE FAIXAS	ORIENTAÇÃO
níquel	21 cm	2 x 2,5 m	(Hartmann) norte-sul (global)
ferro	40 cm	5 m	(Curry) 45° (rede diagonal)
zinco	36 cm		45°
alumínio	36 cm		45°
silício	72 cm		45°
selênio	36 cm		norte-sul
urânio	36 cm		45°
magnésio	36 cm		45°
cobalto	20,7 cm		norte-sul
paládio	38,7		norte-sul
siderita	36		45°
ouro	40	7 m	(Peyré) norte-sul (solar)
prata	36 cm		45°
platina	?		norte-sul
chumbo	?		emite a partir de um ponto de emergência e concêntrico
cobre	36 cm	5,5 m	(Palm) norte-sul

Wissmann, diagonal, com 10 a 11 m.

Curry, norte-sul, com 7 a 8 m como média, mas podendo apresentar dimensões entre 4 e 16 metros.

Peyré, norte-sul, 7 a 8 m (ou rede solar). No hemisfério norte, suas dimensões são menores que no hemisfério sul.

Romani, norte-sul 1,1 a 1,5 m.

Hartmann ou rede global, com 2 m norte-sul por 2,5 m leste-oeste, no hemisfério norte; já no hemisfério sul, a dimensão é por volta de 2,4 x 3 m. A cada 4 linhas Hartmann leste-oeste existe uma Peyré, e a cada 5 linhas norte-sul também existe uma linha Peyré.

A malha dupla é mais uma característica da malha Hartmann; a cada 10 metros, aparece uma faixa de espessura dupla (aprox. 42 cm), ou seja, a cada 4 x 5 malhas normais. Contrariamente ao que se poderia supor ao olhar uma lista de malhas e suas dimensões, estas não são fixas e têm uma tendência a se deformar. O Dr. Hartmann chegou a encontrar, um dia, uma malha com 10 cm de largura e, em outra vez, uma

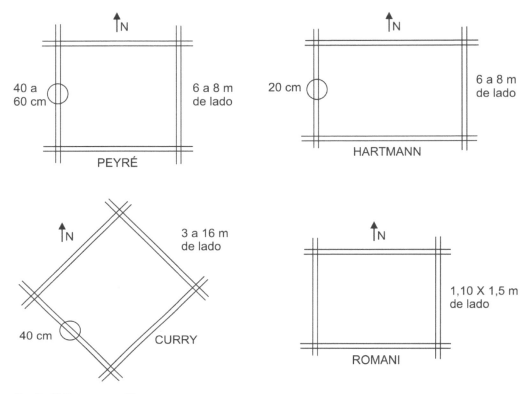

Fig. 16 - Malhas geomagnéticas.

com até 4 m. Assim como sua espessura, que pode alcançar 80 cm. Em alguns locais elas não são de todo detectáveis, já à beira-mar são sempre detectáveis na hora da troca das marés (Conjunto de figuras 16).

Em princípio, as malhas em si não são um problema, criando pontos ou áreas de distúrbio. Elas potencializam e localizam desequilíbrios telúricos motivados por falhas, correntes telúricas, correntes de água, lençóis de água, radiação natural etc. Os cruzamentos de suas faixas apresentam polaridades diferentes alternadas.

Numa área de distúrbio, as faixas das malhas apresentam um índice biométrico mais baixo e os cruzamentos das faixas, um índice menor ainda, por isso são chamados geopatogênicos; assim, é desaconselhável aí permanecer por longos períodos (cadeira de trabalho, sofá ou cama).

A sobreposição de um cruzamento Hartmann e um Curry cria um ponto de forte emissão.

A Lua cheia tem um efeito sobre as malhas.

As formigas se instalam nos locais de baixa energia, frequentemente nos cruzamentos da rede de Hartmann. Árvores nesses lugares normalmente apresentam folhagem rala e deformações no tronco.

Chaminés cosmotelúricas

Descobertas em 1983 pelo francês Guy Tison de Bourges, não parecem estar ligadas a nenhum fenômeno telúrico conhecido. As chaminés cosmotelúricas são colunas verticais que permitem que certas energias cósmico/telúricas possam fluir. Podemos localizá-las em qualquer lugar, elas são independentes das malhas geomagnéticas conhecidas.

De forma cilíndrica, com diâmetro podendo chegar a 4 m, dimensão variável de uma chaminé para outra.

Contêm um núcleo central, cuja atividade é mais intensa que no perímetro. Algumas apresentam braços largos, de 60 cm e com comprimento de 6 a 8 metros.

Constata-se nas chaminés movimento de ida e volta (expiração e inspiração). No movimento descendente (inspiração) de 2 a 3 minutos, a chaminé alarga-se um pouco (Figura 17).

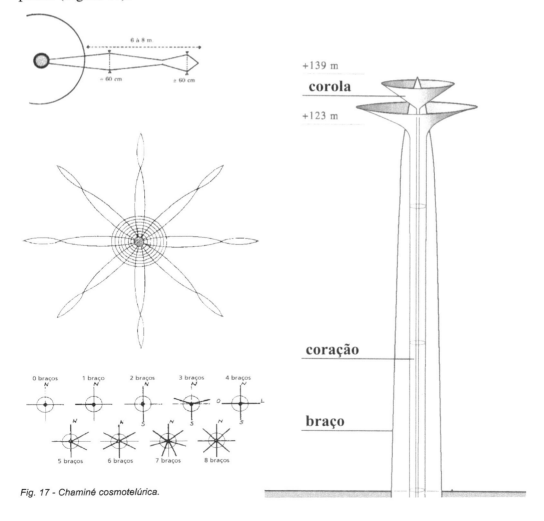

Fig. 17 - Chaminé cosmotelúrica.

Depois, um curto período de repouso. A seguir, um movimento ascendente de 3 minutos (expiração); a chaminé se contrai. Depois, um curto período de repouso.

É possível a detecção das chaminés durante os dois períodos (expiração e inspiração). Isso pode ser efetuado com pêndulo, que apresentará giro oposto a cada período "respiratório".

Chaminés de baixa vibração apresentam 4.500 unidades Bovis.

Chaminés neutras emitem de 4.500 a 6.500 unidades Bovis.

Chaminés com alta vibração têm uma vibração acima de 6.500 unidades Bovis, podendo chegar a 12.500 unidades.

Como um ser humano em boa saúde apresenta uma taxa vibratória em unidades Bovis entre 6.500 e 8.000, o vai e vem energético das chaminés nos causa instabilidade energética, melhor ficar longe...

Grupo 9 (O metafísico)
Magia negra.
Memória das paredes.
Vampirização.
Objetos maléficos.

CAPÍTULO II
A edificação saudável

A edificação com qualidade biótica

O fator mais importante na vida e função de um edifício é a geração e preservação da saúde do ser humano que usufrui do espaço construído. Consideramos uma edificação saudável aquela que promove e mantém a saúde de seus usuários.

Desde 1982 a OMS (Organização Mundial de Saúde) classifica como Síndrome do Edifício Enfermo a patologia na qual um edifício é fator comprovado de risco para a saúde de seus usuários. Recentemente, a nova e arrojada edificação da sede da companhia de gás de Barcelona foi classificada como edifício enfermo, uma vez que a permanência dos funcionários em suas dependências estava causando moléstias comuns. Mais de 120 funcionários foram internados com os mesmos sintomas.

Dentre os focos de contaminação que podem determinar a insalubridade de um ambiente, temos:
Poluição do ar
Poluição eletromagnética
Ruim ou inexistente iluminação e ventilação natural
Má localização do edifício
Existência de falhas geológicas, veios subterrâneos de água e redes geomagnéticas na vertical dos cômodos de permanência prolongada
Poluição sonora
Alterações do campo magnético terrestre
Materiais de Construção e Acabamentos Insalubres
Terrenos com altos índices de radioatividade

Qualidade do ar no interior do edifício

Poluição Eletromagnética

Um dos fatores que determinam a qualidade e a salubridade do ar de interiores é a poluição eletromagnética gerada pelos eletroeletrônicos, eletrodomésticos, instalações elétricas, internet sem fio (WI-FI) e telefones celulares.

A contaminação eletromagnética gera ionização do ar que é percebida pelo corpo humano como estímulos elétricos e uma diferença de potencial na superfície da pele. Uma contaminação eletromagnética muito intensa no ambiente traduz em alta voltagem corporal e mau funcionamento do organismo de seus moradores. O ideal para a saúde humana é uma voltagem corporal de até 0.1 volts que pode ser aferida por um profissional com um multímetro de precisão.

Uma medida prática para minimizar a poluição eletromagnética é evitar o posicionamento da fiação elétrica e equipamentos eletroeletrônicos (radiorrelógio, repelente eletrônico, telefone sem fio, telefone celular ou aquecedor elétrico) próximo às camas, de maneira a evitar o estímulo elétrico no organismo nas horas de repouso.

O ideal nesses casos é instalar um Temporizador (Timer) para programar o funcionamento dos equipamentos, tomadas e dos circuitos elétricos dos cômodos de permanência prolongada. Assim teríamos a poluição eletromagnética reduzida somente para as horas de uso dos eletroeletrônicos e não durante o sono.

Deve-se também evitar o uso do sistema de internet sem fio, wireless (WI-Fi), principalmente com o posicionamento da antena de transmissão do sinal na parte íntima da casa. O sistema de internet sem fio gera uma poluição eletromagnética intensa, de altíssima frequência em todos os ambientes dentro do raio de atuação (que pode chegar a 50m de raio) do aparelho usado; já a fiação da internet a cabo gera uma poluição eletromagnética bem menos intensa, de baixa frequência e somente em torno do cabo (raio de aproximadamente 30 cm).

Poluição química e biológica

Para termos um ambiente saudável, devemos nos atentar, dentre outros fatores, para a Qualidade do Ar Interno - QAI (ou ar de interiores), que em determinadas situações pode chegar a ser mais poluído e prejudicial do que o ar externo.

Assim como a poluição eletromagnética, temos também agentes químicos e biológicos de contaminação do ar de interiores.

Como exemplo dos agentes biológicos de contaminação, podemos citar os vírus, bactérias, fungos, o pólen, os animais, suas secreções e seus excrementos. A concentração dos agentes biológicos pode ser reduzida drasticamente com uma boa higienização e controle da umidade e temperatura dos ambientes. A luz solar, por exemplo, é um excelente fungicida e bactericida natural, assim uma boa posição dos cômodos de permanência prolongada, como dormitórios e escritórios, pode ser decisiva para a salubridade desses ambientes.

Dentre os agentes químicos, podemos citar os materiais particulados como poeiras e fibras sintéticas, e os poluentes originários da combustão de cigarros, fogões e automotores.

Além desses contaminantes, temos também os Compostos Voláteis Orgânicos (COVs). Esses compostos são encontrados principalmente em emissões veiculares, em solventes, vernizes, tintas, colas, adesivos, inseticidas, produtos de limpeza, máquinas de fotocópias, componentes de mobiliários e de materiais de construção.

Os agentes químicos podem ser evitados com uma boa escolha de materiais de construção, revestimentos, tintas e vernizes naturais, além da escolha correta de mobiliários e de materiais de revestimento com baixa emissividade tóxica. O uso de produtos neutros e naturais de limpeza como o sabão de coco, limão, vinagre e o bicarbonato de sódio também minimiza consideravelmente a concentração de agentes químicos no ar de interiores.

Como regra geral para prevenção da contaminação do ar de interiores devemos citar regras básicas que podem ser aplicadas em qualquer ambiente. Antes de tudo, sempre que possível, é necessária a climatização natural de todos os ambientes de uma edificação. Para isso, a orientação das aberturas (janelas, vãos e portas) em relação ao vento dominante é essencial.

Outro fator primordial é a quantidade de ventilação dos cômodos e a taxa de renovação do ar, que deve ser otimizada naturalmente, e, quando isso não for possível, deve-se permitir um excelente funcionamento do sistema de climatização artificial, como os ares-condicionados, dutos de ventilação e de exaustão.

Contudo a taxa de ventilação e renovação do ar interno deverá ser satisfatória para abrigar atividades humanas em cômodos de permanência prolongada, como dormitórios e escritórios. Em pesquisa recente demonstrou-se que a poluição do ar de interiores pode chegar a ser duas vezes maior que o nível de poluição do ar externo nas grandes metrópoles, assim como a poluição do ar interno diminui em até duas vezes em ambientes com boa ventilação natural.

O estresse geopático

Este é seguramente um tema novo apesar dos seus quarenta anos de existência, só muito lentamente a sociedade começa a aceitar determinadas hipóteses. Sabemos que a maioria dos médicos hoje nada sabem sobre o tema e que um paciente vítima de estresse geopático pode vagar anos a fio de médico em médico apresentando um conjunto de sintomas de difícil identificação e um ciclo de pequenas melhoras para logo em seguida voltar ao estado anterior, como se algo impedisse a total recuperação.

Mesmo entre as pessoas que não acreditam na hipótese do fenômeno geopatogênico há a crença, no entanto, na existência de locais "santos" e de bons fluidos, como, por exemplo, no bom resultado de um banho de mar ou cachoeira.

As técnicas para identificação de uma patologia de caráter energético estão restritas a diagnósticos sensitivos, radiestesia, radiônica, O-ring test, cristalização sensível (Figura 18) e às eletrônicas como o vegatest. Nenhumas das análises contidas no escopo da medicina resulta em qualquer resultado positivo.

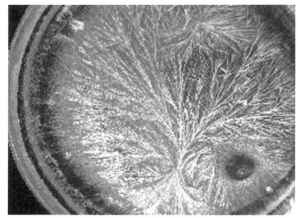

Fig. 18 - Cristalização sensível.

Talvez o método da radiestesia com o uso de reagentes ou filtros seja o mais prático e com menor investimento.

O primeiro reagente a ser testado será Epiphysis D26, com uma a quatro ampolas, para indicar estresse geopático.

Silicea D60 mostrou-se útil na detecção básica de estresse geopático.

Fragmentos de ágata ou pó de ágata são adequados em caso de dispersão (descarga de campos de força (Yin), o que pode ser causado por corrente de água, movimentação de terra, porões na casa, minas etc. Estes fatores estão presentes em 80% dos casos de estresse).

Campos de força carregados (Yang) podem surgir como resultado de depósitos de resíduos minerais, depósitos de minerais oleosos etc. O carbonato de cálcio D1 é adequado com substância de teste para detectar esses campos. Este tipo de distúrbio está presente em 20% dos casos de estresse.

Sintomas de estresse geopático

(Trechos de um artigo do americano Michael Stodola). Uma lista parcial de estresses geopáticos incluiriam perturbações do sono, formigamentos, dormência e/ou dores nos braços e pernas, fadiga crônica, dores e inchaços, tonturas, dores de cabeça frequentes, problemas de visão, desorientação, perda de memória, instabilidade, estresse, náusea, incapacidade para sarar, alergias, ciclos menstruais problemáticos, ansiedade, desatenção, resistência a tratamento médico, incapacidade de absorver vitaminas e sais minerais, hiperatividade, depressão e uma sensação geral de mal-estar.

A fim de compreender isso, simplesmente visualizem as zonas de energia "negativas para os humanos", que são áreas que atrapalham o campo áurico e eletromagnético do corpo e assim comprometem os sistemas humanos mental e/ou imunológico. A Comunidade Científica está definitivamente a par. A relação científica inclui:

Duhlich Health Society. Rolph Gordon, 120 Gipsy Hill, SE191PL, Londres. Pesquisas confirmam que 90% de todos os cânceres da cervical, seios e pulmões são diagnosticados como Estresse Geopático. Em quase todos os casos de suicídio, o Estresse Geopático estava presente. O sofrimento é aliviado quando o Estresse Geopático é liberado.

Dr. Otto Bergman. Professor da Universidade da Áustria. 989 pessoas testadas durante dois anos. 462.421 medições efetuadas em 6.942 testes individuais. Sedimentação sanguínea, condutividade elétrica de pontos dos músculos, pressão sanguínea, batimentos cardíacos, respiração, resistência da pele e circulação do sangue determinaram terríveis consequências da exposição a Zonas Geopáticas durante muitos anos.

Dr. Palle Gad. Cirurgião em Ashus, Dinamarca.
SMSI (Síndrome da Morte Súbita Infantil). 14 de 16 mortes atribuídas a berços em Zonas Geopáticas. Segundo a lei das probabilidades, apenas de um a dois deveriam ter sido encontrados em lugares de Estresse Geopático. Mais de 3.000 casos de morte por essa síndrome, na Inglaterra. Quantas nos Estados Unidos?

Dra. Enid Worsch. Professora. 1990.
De cerca de 600 casos de cânceres, menos de 5% não tinham conexão com o Estresse Geopático.

Dr. E. Hartman. Mais de 30 anos de prática.
"O CÂNCER É UMA DOENÇA DE LOCAL, desencadeada pelo Estresse Geopático. Todos nós produzimos células cancerosas regularmente, mas elas são continuamente destruídas pelo sistema imunológico de nosso corpo. O Estresse Geopático não causa o câncer, porém enfraquece nosso sistema imunológico".

Roger A Rose. FIMCS, MAA, MS, BIO-Med, Dunstable, Inglaterra.
Mais de 50 pacientes de Encefalomielite Miálica nos últimos 3 anos (Síndrome da Fadiga Pós-Viral). Todos os pacientes estavam geopaticamente estressados. Isso precisou ser levado em consideração antes que qualquer progresso pudesse ser feito. O Estresse Geopático ataca o sistema imunológico. Quase sempre o baço e a tiroide são encontrados enfraquecidos.

Van Pohl... O "Grande Velho" do Estresse Geopático.

Na década de 20, ele avaliou que 8% de todos os lugares eram Geopaticamente Estressados.

À luz desse crescente corpo de informações, é hora de começarmos a prestar atenção e a oferecer soluções ao problema do estresse geopático. Estamos cuidando dessas linhas de energia "negativas para os humanos", em um esforço para tornar nosso ambiente de vida e de trabalho mais seguro.

Um dos métodos, de longe o mais comum, é pesquisar (com auxílio de vareta radiestésica) essas linhas negativas na propriedade e mapeá-las para mostrar a direção do fluxo e os pontos de intersecção. Essas intersecções, ou pontos de cruzamento, são as áreas mais perigosas para a saúde humana. O cruzamento de energia cria um giro na direção contrária à do relógio, que é extratóxico para nossos sistemas. No passado, a cura consistia em mudar as camas e cadeiras para fora dos pontos de cruzamento. Nunca se quer passar muito tempo em um ponto de cruzamento. Soluções posteriores envolveram a acupuntura terrestre, que consiste em colocar-se varas no chão para interceptar e expelir a energia antes que ela possa atingir a casa ou o terreno. Isso exige a completa determinação ao longo do perímetro da propriedade e um bloqueio de todas as energias negativas que fluem na área. É preciso muito cuidado para determinar onde as linhas estão entrando e bloquear quatro tipos, incluindo linhas de Estresse Geopático negativo, linhas Hartman negativas, linhas de energias negativas Humanas e Pessoais.

Duas varas de aterramento elétrico banhadas a cobre podem então ser inseridas no chão através da linha para interromper seu fluxo. A tradição do feng shui utiliza métodos diferentes para lidar com algumas dessas "Linhas do Dragão", mas esse é um estudo separado.

A tríade vitruviana

Na obra de Vitrúvio, definem-se três os elementos fundamentais da arquitetura: a *firmitas* (a solidez, o caráter constitutivo da arquitetura), a *utilitas* (a utilidade, originalmente a comodidade, a função do uso cômodo) e a *venustas* (a beleza, a boa estética). Dois mil anos mais tarde, esses conceitos continuam válidos.

Marcos Polius Vitruvios, arquiteto romano, século I A.C. Sua fama se deve exclusivamente ao tratado *De architectura*, a única obra com estas características que se conservou pela antiguidade clássica. A *De Architectura* (27 a. C.), obra em dez volumes que foi redescoberta na abadia de Monte Cassino (1420), forneceu valiosas informações aos arquitetos do *quattrocento italiano*. Ao longo desses volumes, Vitrúvio discorre sobre arquitetura em geral, planejamento urbano e materiais de construção, além de identificar vários tipos de edifícios, públicos e particulares, religiosos e laicos. Fala igualmente sobre máquinas, de aplicação civil e militar, como, por exemplo, relógios e máquinas hidráulicas. Sete volumes abordavam questões técnicas e estéticas ligadas diretamente à arquitetura, especialmente sobre urbanismo, princípios teóricos gerais, ordens gregas, decoração, construção de templos, edifícios públicos e privados. Para ele, tudo o que o homem construía deveria ter como escala o próprio corpo humano e como valores de referência as proporções humanas e, assim, ele abordou o estudo das medidas humanas e relacionou-as com a arquitetura.

O novo quarto elemento

Com o advento da geobiologia e da consciência ecológica, um novo elemento deve juntar-se aos três tradicionais e, de forma imperativa, a *navitas* (energia) ou *buono navitas* (boa energia).

Hoje não basta construir bem e bonito, é necessário não agredir a natureza e o resultado da construção ser um local de aconchego, de boa energia e revitalizador. É isso que vamos construir ao longo das próximas páginas.

É bom dizer aqui que fomos precedidos por povos mais antigos e talvez mais sábios; os chineses construíam seguindo regras de uma tradicional disciplina, o Feng Shui, hoje difundido no mundo inteiro, e os hindus preparam o espaço e edificam segundo regras bem definidas pelo Vastu Shastra, menos conhecido no ocidente.

É espantoso perceber que num mundo de hábitos místicos/mágicos, esotéricos/religiosos, as pessoas deem tão pouca importância à qualidade da habitação, que prefiram um carro modelo do ano e outros itens da panóplia consumista a uma casa de melhor qualidade vibracional. A aceitação passiva dos novos paradigmas da economia de construção das grandes incorporadoras, com suas tocas para coelhos, resulta num morador enjaulado, neurótico e doente.

Durante uma visita a São Luiz do Paraitinga, contemplamos um conjunto de muito pequenas casas em taipa de pilão, brancas, portas e janelas pequenas pintadas de azul colonial, numa rua com calçamento de pedras, casas com porta ao lado de porta. Essas são as primeiras construções da cidade, foram os alojamentos originais dos operários que iniciaram a construção da cidade. O curioso é que percebemos que em nada diferem das casas de muitos outros lugares no Brasil e de construção bem mais recente. Assim são as casas da Mooca, do Brás, do Tatuapé etc., na cidade de São Paulo, e no resto do país. Ao longo destes duzentos anos, continuamos a construir seguindo os mesmos padrões do Brasil Colônia. Nossas ruas são estreitas; as calçadas, pouco largas; as casas pequenas, sem jardins, sem áreas de lazer, sem estacionamento, sem arquitetura, com baixa qualidade de vida. Em termos de construção, nossas casas são o oposto das casas americanas, canadenses etc., que desfrutam de um espaço mais amplo e com área de circulação mais adequada às necessidades humanas.

Protocolos para construção em geobiologia com ecologia e eletricidade biótica

Avaliação dos recursos próprios do local (geologia, matérias-primas, insolação, ventos dominantes, vegetação).

Avaliação das necessidades a cobrir (espaciais, integração, elétricas, térmicas, hidráulicas).

Construções tradicionais e modernas.

Materiais de construção (bioconstrução).

Instalações hidráulicas.

Instalações térmicas.

Instalações elétricas.

Ventilação e exaustão de resultantes de combustão.

Bioclimática.

Biocompatibilidade de sistemas.

Impermeabilizantes.

Pinturas.

Tintas vernizes e pigmentos.

Tratamento da água para consumo.

Armazenamento da água.

Tratamento do esgoto, separação de resíduos sólidos.

A arquitetura ecobiológica defende a utilização de materiais sãos e ecológicos. Os critérios seguintes não levam em consideração o lado financeiro, disponibilidade no comércio, durabilidade, estética etc. Todos esses fatores variam bastante com a localização da obra e o quanto o proprietário está disposto a abrir mão de certos aspectos da construção tradicional.

Materiais recomendados
- Naturais, renováveis ou biodegradáveis.
- Ecológicos, por serem reciclados ou recicláveis.
- Econômicos, por serem de produção local, gerando poucas sobras.
- Permeáveis ao vapor de água e às energias naturais.
- Sãos, por não atentarem contra a saúde e o bem-estar.
Vidro.

Gesso.

Tijolos de barro cozidos.

Madeira.

Cimento.

Bambu.

Manilhas de cerâmica.

Papel.

Materiais não recomendados

- Os dificilmente recicláveis, não renováveis, não biodegradáveis.
- Os que produzem grande volume de sobras.
- Os que afetam a paisagem.
- Os que utilizam algum tipo de energia não ecológica, acima da média.
- Os que emitem campos eletrostáticos significativos.
- Os que modificam o espectro da luz.
- Os que impedem a difusão do vapor de água.
- Os que perturbam o campo magnético natural.
- Os que perturbam as energias cosmotelúricas.
- Os que são radioativos ou ionizantes.
- Os que produzem sobras tóxicas.
- Os que emitem partículas (fibras) alérgenas ou cancerígenas.
- Os que desprendem substâncias tóxicas, alérgenas, neurotóxicas ou cancerígenas.

Acrílico.

Silicone.

Poliuretano.

Resinas sintéticas.

Alumínio.

Limitada quantidade de cimento armado.

Colas de contato.

MDF.

A listagem anterior tem como função fornecer indicações de qualificação de materiais; claro que hoje é bastante difícil construir dentro dos centros urbanos abrindo mão completamente de alguns materiais, mas, sempre que possível, faça escolhas respeitando princípios ecológicos e geobiológicos. No projeto, dar preferência a tijolo e madeira, prever aterramento de todas as estruturas metálicas, tentar alinhar banheiros e cozinha no mesmo lado da casa para que os encanamentos evitem cruzá-la, racionalizar as instalações elétricas (Figura 19).

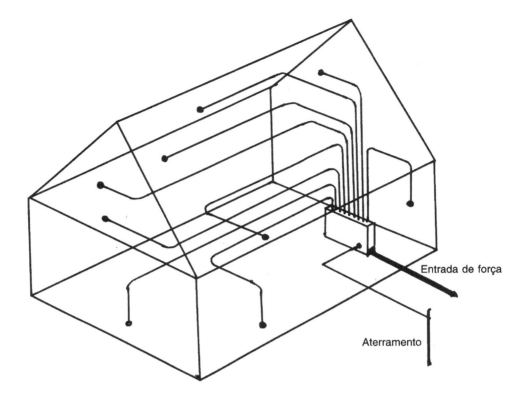

Fig. 19 - Instalação elétrica em bioconstrução.

Norma para uma geobiologia real

Ótimo = valor a ser observado em locais de longa permanência.
Aceitável = fraco desequilíbrio, não ultrapassar em áreas de longa permanência.
Limite = valor-limite a partir do qual a saúde pode ser afetada.
Alerta = Valor a partir do qual os problemas de saúde são muitas vezes constatados.

Campo elétrico – 16,6Hz a 50/60Hz

Ótimo = < 100 mV/m (milivolts/metro)
Aceitável = < 1 V/m (Volts/metro)
Limite = < 5 V/m
Alerta = 50 V/m

O campo elétrico é uma zona de influência à volta de um aparelho ou cabo conectado na alimentação. Diminui com paredes espessas ou concreto armado.

Campo magnético – 16,6Hz a 50/60Hz

Ótimo = 0 nT (nanotesla) = 0 mG (miligauss)

Aceitável = < 20 nT = 0,2 mG

Limite = < 200 nT = 2 mG

Alerta = 500 nT = 5 mG

O campo magnético é uma zona de influência à volta de um aparelho ou cabo conectado na alimentação. Ele atravessa todos os materiais de construção sem diminuição de intensidade.

Campo eletromagnético não pulsado – 10 KHz a 3 GHz

Ótimo = < 0,02 V/m (volts/metro)

Aceitável = < 0,14 V/m

Limite = < 0,6 V/m

O campo magnético não pulsado é o das antenas de rádio, TV, alarmes etc.

Campo eletromagnético pulsado – 300 MHz a 3 GHz

Ótimo = < 0,006 V/m

Aceitável = < 0,04 V/m

Limite = < 0,2 V/m

O campo eletromagnético pulsado é o das antenas de micro-ondas e de celulares. Paredes grossas diminuem sua intensidade. É fraca intensidade em até 50 m de distância de uma antena fixada a 20 m de altura, mas, entre 10 e 250 m de distância, a intensidade sobe além do "limite" para em seguida decrescer para além dos 250/350 m. As antenas e os fornos de micro-ondas medem-se oficialmente em W/kg (Watts/quilo).

Campo eletrostático a 2 cm

Ótimo = < 10 V

Aceitável = < 100 V

Limite = < 500 V

Alerta = 2.000 V

O campo eletrostático é emitido principalmente por matérias sintéticas, aparelhos elétricos e por fricção contínua (teares, mesmo com fios naturais).

Radioatividade

Ótimo = < 200 Bq (becquerel)

Aceitável = < 400 Bq

Limite = 600 Bq

Alerta = 800 Bq

A radioatividade natural provém do centro da Terra e de certos materiais de construção.

Resistência da tomada terra

Ótimo = < 0,5 Ohms

Aceitável = < 2 Ohms

Limite = < 5 Ohms

Alerta = 30 Ohms

Variação local do campo magnético natural vertical

Ótimo = < 100 nT/m (nanotesla por metro andado)

Aceitável = < 200

Limite = < 1.000 nT

Alerta = 4.000 nT

O campo magnético natural em seu componente vertical é alterado pela geologia e pelas massas metálicas da construção, medido em dois pontos a 1 metro. O instrumento é o geomagnetômetro.

Variação local do campo magnético natural horizontal

Ótimo = < 2° (graus)

Aceitável = < 10°

Limite = < 10°

Alerta = 90°

O campo magnético natural em seu componente horizontal é alterado pela geologia e pelas massas metálicas da construção. O instrumento é a bússola.

Lentamente, a ideia da geobiologia vai se consolidando. A Alemanha está um passo à frente em relação aos demais países, lá já existe uma legislação obrigando a um laudo geobiológico para locais a construir.

A 35ª edição da obra clássica *Arte de projetar em arquitetura* de Ernst Neufert tem um capítulo novo chamado Biologia da construção. Trata-se de uma introdução à geobiologia, abordando as características das malhas de Hartmann e Palm e dos efeitos lesivos da permanência sobre locais com distúrbios magnéticos.

É interessante neste ponto fazer referência a uma instituição alemã fundada no início dos anos 1970 por um grupo composto por Hubert Palm, médico, Karl-Ernest Lotz, engenheiro, Anton Schneider e Alfred Hornig, especialistas na relação entre a biologia e a eletricidade – o Instituto Internacional para Baubiologia e Ecologia. O prefixo bau em alemão significa arquitetura: a baubiologia é a arquitetura biológica, a qual enuncia 25 princípios:

1. A geobiologia é um meio de conhecer o local de construção
2. As habitações devem ser distantes das zonas industriais e das estradas importantes
3. Os alojamentos devem ser distintos uns dos outros e situados no meio de espaços verdes
4. A habitação é um espaço personalizado respondendo às particularidades de seus habitantes
5. Os materiais de construção do edifício devem ser de origem natural
6. Os materiais utilizados permitirão a "respiração" da casa
7. Os materiais utilizados permitirão um equilíbrio da umidade
8. Os materiais utilizados permitirão uma filtragem e neutralização dos poluentes
9. Um equilíbrio deverá ser obtido entre a produção de calor e o isolamento térmico
10. Um equilíbrio deverá ser encontrado entre as diferentes temperaturas do ar
11. O aquecimento deverá ser irradiante e sua origem a energia solar
12. A concepção do edifício prevenirá contra a umidade e promoverá sua secagem
13. O edifício não produzirá odores particulares e as fumaças serão expelidas
14. A luz, a iluminação e as cores serão principalmente de origem natural
15. A concepção do edifício evitará a propagação de ruídos e infrassons através dos materiais
16. Os materiais terão baixos índices de emissão radioativa
17. O campo elétrico natural não será modificado, a ionização será preservada
18. O campo magnético natural não será modificado
19. Os campos eletromagnéticos induzidos pelo edifício serão minimizados
20. As alterações das radiações cósmicas e terrestres serão evitadas
21. Os espaços e objetos serão concebidos ergonometricamente
22. A concepção do edifício se baseará em proporções harmoniosas
23. A construção e os materiais utilizados não implicarão o uso de uma tecnologia de grande consumo energético
24. A construção e os materiais utilizados não alterarão as fontes não renováveis
25. O processo de produção, de construção e de utilização do edifício não produzirá efeitos secundários prejudiciais para a vida da comunidade e dos indivíduos

A Baubiologia propõe oito etapas no processo de concepção do edifício:

Estudo do local: análise do solo, das condições geológicas, das condições elétricas, magnéticas, radioativas naturais e artificiais presentes.

Escolha da proposta arquitetônica: em função da insolação, dos ventos dominantes, do microclima e da adaptação aos princípios da baubiologia.

Definição dos princípios energéticos: estudo de insolação e do rendimento desejado, escolha da gestão energética: passiva ou ativa, isolamento térmico, escolha de materiais e isolantes.

Definição das técnicas de aquecimento: ventilação e filtragem do ar.

Concepção da rede elétrica: avaliação das inter-reações com os campos elétrico e magnético terrestres, soluções de controle da rede e seus efeitos.

Escolha dos materiais apropriados para a estrutura e os acabamentos: adaptação ao local, às disponibilidades locais e regionais.

Som, iluminação e cores: definição das soluções acústicas, qualidades visuais segundo os efeitos desejados, pesquisa dos efeitos sobre a saúde.

Mobiliário e acabamentos: escolha de formas ergonômicas e de materiais neutros, sem emissão de gases ou efeitos de eletricidade estática.

CAPÍTULO III
A geobiologia na prática

Um novo método para uma arquitetura saudável

Praticam-se hoje no Brasil e no mundo três tipos diferentes de geobiologia:

1. A Geobiologia acadêmica, relacionada com a higiene ambiental e com o que hoje se denomina Síndrome do Edifício Doente. Sua atenção é voltada para a qualidade do ar, a correta administração das emissões eletromagnéticas, para a qualidade da iluminação, para a escolha adequada dos materiais de construção e para o impacto ambiental resultante da mesma.

Este tipo de geobiologia trabalha somente com os aspectos da bioarquitetura, que cuida das qualidades físico/químicas dos materiais da obra, materiais de baixo risco para o morador relacionados também aos aspectos ecológicos e ainda da sustentabilidade, cujas principais preocupações referem-se à iluminação natural visando ao conforto visual, à economia elétrica e aos cuidados na relação entre uma boa iluminação e conforto calórico. Também é foco desta disciplina a boa administração da temperatura do edifício por questões de conforto e economia de energia. Quando o edifício o permite, também é tratada a questão das águas, pluviais e servidas. O mesmo acontece também com a geração de energia elétrica e aquecimento de água.

2. A Geobiologia esotérica, que contempla alguns aspectos ecológicos e de impacto ambiental, mas que contém uma forte visão sobre o mundo oculto, esotérico, aquele das forças elementares da natureza. É o mundo das fadas, dos devas, dos espíritos.

Ainda neste grupo encontramos os defensores da chamada Geometria Sagrada, da Arquitetura Sagrada, cuja diapasão é o Número Áureo, o qual serve de medida reguladora para o edifício.

3. A Geobiologia solar, que contempla alguns dos aspectos relacionados acima, mas que é regida pela aplicação da chamada Tríade Vitruviana (firmitas, utilitas,

venustas) hoje acrescida do novo princípio (navitas ou buono navitas) e ainda pelas três fórmulas aplicadas pelos *Francs Maçons* (os arquitetos medievais) nas construções clássicas que resultaram nos chamados Templos Solares.

A Geobiologia solar propõe a construção do edifício solar, aquele que se beneficia dos ritmos vibratórios cósmicos e telúricos e que promove uma adequada interação entre o edifício, aquele que o habita e a natureza em seu entorno.

Conforme já dissemos, o interesse pela geobiologia vem aumentando, vemos surgir a cada dia na Internet novos sites anunciando a prestação de serviços ou vendendo cursos. Todos usando o mote da "Geometria Sagrada" ou da "Arquitetura Sagrada". Podemos dizer sem temor que de sagrado não há nada. Trata-se na realidade de um bordão publicitário muito mais atrativo que, por exemplo, Geometria Racional Euclidiana. Vende-se também a ideia errônea que a chave para a construção bem equilibrada passa pela utilização da Divina Proporção ou Número Áureo, o 1,618033. Que certos edifícios religiosos, portanto "sagrados", foram construídos tendo como base este número, notadamente as catedrais góticas, o que não corresponde à verdade.

Consideramos esta opção uma interpretação errada das técnicas construtivas dos *Francs Maçons*, os construtores das catedrais góticas na Europa. O resultado é um edifício esteticamente equilibrado, de uma harmonia sutil, mas que vibra em "Magia".

Claro que quando você brinca com régua, esquadro e compasso, criando conjuntos de figuras relacionadas, o número Áureo ou Número Phi aparece espontaneamente. Basta desenhar um pentágono, que lá está ele.

Há um outro fator que ajuda a induzir na escolha do Phi: a facilidade, a singeleza da operação. Não dá pra quebrar a cabeça com operações tão simples. E quando tudo isso é misturado com algum ritual, aí é o paraíso...

Jean de La Foye em Ondas de vida, ondas de morte, sobre a aplicação do Número de Ouro (Seção Dourada)

Observações

Os cálculos acima fazem aparecer o Número do Ouro com os decágonos e pentágonos, polígonos insuficientes ao equilíbrio do campo. O Número de Ouro, número irracional, inacabado e insuficiente não é mais que um dado parcial.

Todas as construções, todos os sistemas, como a Proporção Egípcia que veremos mais adiante, baseados *unicamente* no Número do Ouro (Seção Dourada), levam a pensar, por analogia, nas filosofias ditas "idealistas", nos sistemas que, partindo de fatos reais, mas particulares, os generalizam em construções intelectuais que pretendem englobar e explicar todo o Universo e que nos fazem perder o juízo.

O mundo atual está repleto de ideal*ismo*.

Quão mais perto do real global está o Santo Tomás de Aquino com o *Ars Traditur Naturam* de seu Prefácio à Política (o saber fazer se inspira na natureza).

Além disso, o Número de Ouro, dado geométrico, ou melhor, limite algébrico jamais alcançado na realidade natural, tem um inconveniente maior que faz rejeitar seu emprego *exclusivo*: inverte o Vermelho e o Violeta do Corpo Polarizado – desligamonos da observação do tronco de árvore para entrar em plena magia.

Devemos primeiramente, Número do Ouro ou não, desconfiar de uma autoproclamada tradição esotérica. A algumas citações fragmentadas corretas misturam-se quantidades de escórias gnósticas, cabalísticas e outras, enfeitadas com vestes matemáticas, com pressupostos desconcertantes. É preciso procurar muito para se obter algo útil dessa mistura. As ondas de forma e a experimentação ajudam a fazer a triagem necessária.

Um exemplo mais que célebre da aplicação do Número do Ouro é a famosa pirâmide de Quéops.

O comprimento do lado do quadrado de base é 2.

A altura do triangulo das faces é Ø (apótema).

A altura da pirâmide é "Ø.

Nas conclusões que se tira do seu estudo esquece-se geralmente de que a pirâmide está "ancorada" no solo por suas fundações. A pirâmide real, em fotografias, emite ondas em "magia" acima do cume, mas nada em sua volta. Em compensação, uma maquete isolada é francamente mágica e pode, em certos casos, envenenar o ambiente. Trata-se de uma forma limite que não aceita qualquer sobrecarga. Um simples talo de erva próximo pode fazer sair do cume um possante V-E, do qual fomos vítimas numa ocasião. Havendo passado uma noite inteira absorvendo esse V-E, ao nos levantarmos não sabíamos mais de que lado estava a janela, pois ela girava como a hélice de um avião. Tudo isso por causa de uma simples haste de uma planta esquecida perto de uma pirâmide de madeira compensada.

Quando virmos o espectro de equilíbrio a respeito dos modos de restabelecer a normalidade em um ambiente, teremos um UVE em cima ou ao Norte, um V-E embaixo ou ao Sul. Na pirâmide, esse espectro está invertido: o UVE está na base e o V-E no cume. Apesar de todas as obras sobre esse monumento e o interesse dos pesquisadores, desconfie dessa máquina que é uma maquete da pirâmide sem fundações artificiais como se estivesse desconfiando da peste.

Em certas épocas, como o Renascimento, fez-se uso sistemático do Número do Ouro ("proporção Divina", "Secção Dourada") e pesquisadores a encontraram na natureza e daí sua aceitação. Todos se esqueceram de que o Número do Ouro é um limite jamais atingido na natureza em razão de seu caráter de número irracional *e que precisa ser incorporado em uma estrutura exponencial de base* 2 para recuperar o bipolarismo normal.

Entretanto uma proporção foi sabiamente construída sobre esse Número, a Proporção Egípcia, chamada de "Divina Harmonia", bastante sedutora em seus contornos matemáticos.

A esse propósito, em digressão, não creia o leitor que tenhamos algo contra a matemática, enquanto ferramenta de trabalho e de pesquisa, ou contra sua abstração cada vez mais avançada. Simplesmente nos colocamos em guarda contra a tradução para o real de concepções saídas de puras especulações matemáticas. Estas frequentemente têm influenciado a arte e a arquitetura sem se preocupar com suas consequências sobre os seres vivos que somos. Até mesmo as obras de arte calculadas segundo as normas mais clássicas da resistência dos materiais podem se revelar prejudiciais, como os pilares de pontes que se alargam para cima que vemos nas autoestradas e também como certas caixas d'água. As belas estruturas não são necessariamente favoráveis a saúde. Não mais que os cálculos muito bonitos.

A Proporção Egípcia (uma beleza diabólica)

Essa proporção foi encontrada por um arquiteto, Fournier de Corats, a partir de uma obra monumental. *A Arquitetura Natural,* de Petrus Talemarianus, de onde emana um certo odor de embuste. Fournier de Corats pôde verificar que essa proporção servira para a concepção de toda a plástica egípcia com apenas oito relações baseadas em Ø, que, incontestavelmente, dão um resultado harmonioso para a vista. Essas relações foram encontradas por rebatimento dos lados da pirâmide de Quéops sobre a base. Infelizmente, a Proporção Egípcia, construção intelectualmente montada sobre um limite, é, na verdade, uma supercriação que imita o verdadeiro. E de fato constata-se que tudo o que é construído a partir dessa famosa proporção emite o Shin ao contrário na vertical, faz reagir o pêndulo K Sh Ph e inverte o Vermelho e o Violeta do equador Chaumery-de Bélizal. Deve, consequentemente, ser eliminada sem remorso.

A prova disso tivemos há alguns anos ao utilizarmos inocentemente um reequilibrador de ambientes baseado na Proporção Egípcia. No momento, a ruptura de forças estava bem compensada e suprimimos a diarreia de novilhos em um estábulo, mas ao preço de uma espetacular queda de pelos. Era a transferência mágica sendo posta em evidência.

Obs.: Desde o início de 1900 muitas análises foram efetuadas na Grande Pirâmide, dando origem às mais variadas e "cabeludas" teorias: pirâmides construídas por extraterrestres, farol radiestésico, tumba, não tumba, templo iniciático, a grande galeria como mapa do tempo, ajustando todos os grandes eventos às medidas da galeria. Construída a partir dos números Pi e Phi etc. etc.

Hoje, sabemos que sua angulação foi efetuada a partir do Seked que é o grau de inclinação alcançado, diminuindo X na dimensão do próximo degrau. O seked baseia-se nas medidas dos antigos egípcios: no Cubito ou Côvado Real, no palmo ou mão e no dígito. A relação destas medidas é a seguinte:

1 côvado = 7 palmos

1 palmo = 4 dígitos

O seked é descrito por Richard Gillings em seu livro "Matemática no Tempo dos Faraós", como se segue:

O seked de uma pirâmide é a inclinação de qualquer uma das quatro faces triangulares no plano horizontal da sua base e é medido como tantas unidades horizontais por um aumento de unidades verticais. É, assim, um equivalente de medida para a nossa cotangente moderna do ângulo de inclinação. Em geral, o seked de uma pirâmide é um tipo de fração, dada como palmos horizontais para cada cúbito de vertical, em que 7 palmos são iguais a um cúbito. A palavra egípcia 'seked' está relacionada com a nossa "gradiente" atual.

Questão:

A altura de uma pirâmide é de 8 côvados e a base de 12 côvados. Qual é o Seked?

= 5 palmos e 1 dígito.

A chave do conhecimento oculto dos *Francs Maçons*

Quadrilátero solsticial, côvado local, traçado regulador, geometria

O título acima indica o conjunto de técnicas para a construção em geobiologia em consonância com os métodos usados pelos antigos construtores, aqueles que erigiram as catedrais góticas, capelas, mansões filosofais e muitas outras construções, cujo resultado foi dos mais equilibrados resultando numa vibração que estava de acordo com o propósito da edificação.

Na Idade Média, os trabalhos no canteiro eram todos planejados em função da envergadura econômica do empreendimento, é, portanto, descartável a ideia de um período em que os arquitetos dirigiam suas obras sem projeto. O projeto medieval era bastante diferente dos projetos de hoje. Os traçados reguladores eram marcados no solo com o auxílio de instrumentos e ferramentas: a groma para os alinhamentos e ângulos retos, as cordas para materializá-los, as varas com a dimensão do côvado adotado e o chorobate para nivelar os platôs.

O arquiteto mestre construtor trabalhava o projeto do edifício sobre dois traçados reguladores, o do plano horizontal e o das fachadas ou elevações; estes desenhos sobre pergaminho deveriam ser aprovados pelo capítulo da catedral.

O projeto medieval não tinha cortes. As proporções eram baseadas em conceitos numéricos bíblicos, no *Ad Quadratum* ("2) e *Ad Triangulum* ("3) e em algumas figuras geométricas simples, mas cujo significado era importante: o quadrado representando o mundo físico, o círculo representando o todo ou ainda Deus etc.

Infelizmente, registros gráficos da época são raríssimos. Devido ao alto custo o pergaminho era raspado e reutilizado, também a utilidade dos desenhos cessava após o término da obra.

O projeto das igrejas deriva daquele da basílica romana, é uma evolução que atinge seu apogeu no templo de arquitetura gótica, a lembrar que a expressão gótica é bem mais recente, data dos anos 1550, é da autoria de Giorgio Vasari, historiador de arte e tem um significado pejorativo, atribuindo esta arte aos bárbaros, aos Godos.

Quando o novo modelo arquitetônico se expande para além das fronteiras da França, sua origem vai ser a base para a sua designação, *art français*, *francigenum opus* (trabalho francês) ou *opus modernum* (trabalho moderno).

Devido às técnicas empregadas, o que os *Francs Maçons* (os pedreiros livres) medievais objetivavam era criar um espécie de caixas de ressonância sintonizadas com as energias de cada local, assim uma igreja em Amiens é diferente de uma outra em Bourges e por sua vez diferentes daquela de Poitiers. Esteticamente semelhantes, mas com um conjunto de medidas diferente. Neste caso particular, o que menos importa são os aspectos estéticos.

Normalmente, a igreja é orientada Leste/Oeste, no entanto esta orientação pode variar um pouco em função da fratura no subsolo, das correntes de água, do quadrilátero solsticial ou ainda, por exemplo, da posição escolhida no solo em virtude do dia do ano do santo ou da virgem a quem a catedral é dedicada.

Um outro fato não deve ser desprezado, boa parte das catedrais góticas foram erigidas em antigos sítios gauleses-romanos. Locais de culto respondendo às mesmas necessidades cosmotelúricas.

Como já frisamos anteriormente quando falamos do radiestesista argentino Guido Bassler, as igrejas, especialmente as do período gótico, têm uma característica que contraria os resultados vibracionais que ocorrem com as demais construções. É conhecido que tanto fraturas, falhas ou corrente de água sob uma residência provocam uma baixa energética notável, assim como a emissão de raios gama na vertical de qualquer destes eventos, com consequências lesivas para os habitantes. Já no caso das igrejas, os construtores procuraram locais com tais ocorrências e isso só fez aumentar o resultado vibracional do imóvel. Fato incompreensível e extraordinário que encontra sua justificativa nas características arquitetônicas do edifício, quando foi usado o modelo dos *Francs Maçons*.

É esse modelo que vamos explanar e desejar que nossos leitores o consigam adequar a suas finalidades de arquitetura secular.

Este conjunto de operações a seguir descrito constitui o "segredo" dos construtores medievais para obter edifícios (igrejas) com um alto padrão energético. Esta qualidade vem sendo observada há centenas de anos e modernamente tem sido objeto de alguns documentários, no entanto estes apenas abordam questões periféricas, aspectos geométricos e particularidades da construção em pedra. Estas construções não possuem elementos estruturais fortes tipo as modernas colunas e vigas em concreto armado, a sustentação é provida pela geometria, cuidadosa verticalidade e pela conhecida característica das pedras de alta resistência à compressão.

Em virtude de suas qualidades, as igrejas góticas são copiadas até hoje, sua estética tornou-se sinônimo de igreja. Nos séculos XVIII e XIX, construíram-se mais gótico e neogótico que nos quatrocentos anos de seu período. Infelizmente, nem todos os códigos pertinentes à construção iniciática se encontram presentes nesses templos. São eles:

pórtico elevado decorado;
nártex;
nave central;
transceptos;
deambulatório;
capelas radiais;

rosácea;

vitrais coloridos;

gárgulas;

orientação espacial do imóvel;

uso de um padrão métrico particular;

cursos de água subterrânea etc.

O curso de água principal sob o piso da catedral significa o rio Jordão; a nave e os transceptos indicam o corpo de Cristo ou ainda a cruz do Calvário.

O nártex é uma área de purificação para aquele que entra na igreja. A caminhada pode ser efetuada pela via alternativa, pelas naves laterais levando ao deambulatório e às capelas radiais. Deambulatório significa espaço para caminhada, caminho a ser efetuado por aquele que se encontra em conflito, que no final poderá encontrar alívio na oração em uma das capelas, normalmente cada qual dedicada a um santo diferente.

A porta principal a Oeste leva a caminhada do fiel da escuridão para a luz, ponto de convergência luminosa da igreja, que também tem como significado o coração humano.

Insistimos um pouco no tema construção gótica porque é neste período que foi elaborado um completo protocolo arquitetônico que resultou em edifícios revolucionários do ponto de vista da construção, belos esteticamente e de elevado padrão vibracional.

One more thing: a título de curiosidade, já que não empregaremos estes conceitos, vale demonstrar como era determinada a área do piso da catedral. Nós o fazemos para levantar um pouco mais o véu sobre a complexidade dos projetos desta (neste caso) arte sacra.

Começava com a inserção de um poste (gnómon) no local aproximado do futuro altar, isto se fazia na data do santo a quem a igreja seria dedicada. Marcava-se a linha da direção do nascer do sol passando pelo gnómon – o Décumanus (Fig. 20). Este seria o eixo central da futura catedral. Ao meio-dia anotava-se com precisão a direção da sombra do poste (Fig.21). O comprimento desta sombra variava em função da altura do gnómon, por sua vez relacionado com a vara do construtor ou côvado local. Normalmente, esta altura era de uma toesa ou 6 pés. Quando se desejava um edifício maior, aumentava-se o comprimento para 7 ou 8 pés. A partir da extremidade da sombra traçava-se uma perpendicular ao Décumanus. Esta linha tomava o nome de Cardo (Fig 22). Traçava-se, então, duas paralelas ao Décumanus, a distância entre elas determinava a largura da edificação. Desenhava-se um quadrado com estas medidas e duplicava-se o mesmo obtendo um retângulo com a proporção 2x1 (Fig. 23 e 24).

A expressão utilizada para as três áreas a serem criadas é Table, que em francês significa mesa, mas também tábua (como as tábuas da lei). Ficaremos com esta última.

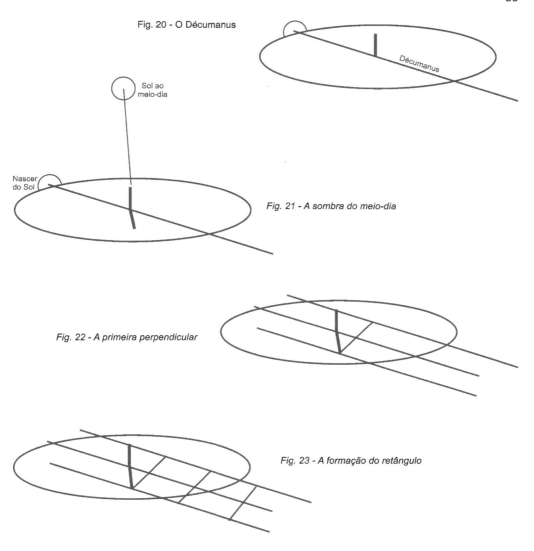

Fig. 20 - O Décumanus

Fig. 21 - A sombra do meio-dia

Fig. 22 - A primeira perpendicular

Fig. 23 - A formação do retângulo

Acabamos de criar a primeira tábua –a tábua retangular. Vamos agora para a segunda tábua – a quadrada, que terá a mesma área da precedente. A ilustração (Fig. 25) dispensa maiores explicações. Vamos dividir este quadrado em 16 quadrados iguais. Vamos traçar uma reta do vértice do primeiro quadrado até o centro da figura. Este será o raio do círculo, terceira tábua, a redonda (Fig. 26). Acabamos de realizar pela via mais simples a operação inversa da quadratura do círculo. Cálculo mítico em geometria. A diferença de área para uma quadratura mais complexa não afeta nosso resultado.

As três tábuas dispostas conforme a figura 27 deram origem à dimensão da planta baixa da catedral de Chartres, nosso exemplo (Fig. 28). Apenas geometria e seu simbolismo.

Quadrilátero solsticial

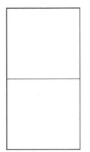

Fig. 24 - Tábua retangular na proporção 2x1

Fig. 25 - Elaboração da tábua quadrada com área igual

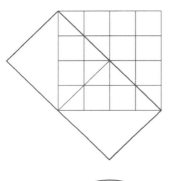

Fig. 26 - Tábua circular com a mesma área (operação inversa da quadratura do círculo)

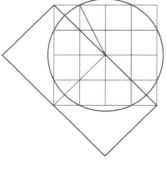

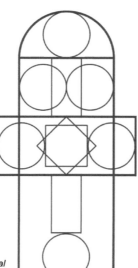

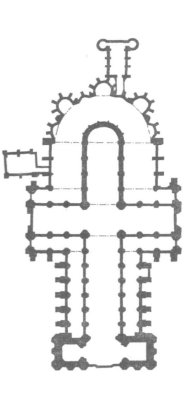

Fig. 28 - Planta baixa da catedral de Chartres

Fig. 27 - Construção da área da catedral com a utilização das três tábuas

O sol rege o ritmo de toda a vida sobre a Terra. Organiza as estações, os períodos de ação e os de repouso. Basta fincar uma vara no chão para observar que ao longo das estações e das horas do dia a sombra formada varia em orientação e em comprimento. Esta é a primeira criação desse encontro luminoso. Longe de ser sem importância, este ato simbólico servia concretamente aos desejos dos arquitetos de todos os tempos e cria hoje as bases de uma Geobiologia Solar. Marcando a observação do nascer e do pôr do sol nos solstícios, ela permite ainda hoje a elaboração de uma geometria natural baseada sobre a luz solar e adaptada ao Lugar: o quadrilátero solsticial e todas as nuances geométricas que daí derivam.

Em seguida, devemos determinar a localização a construir em função dos dados geográficos (relevo, afloramentos rochosos, passagem de água, vegetação etc.) e geobiológicos sensíveis (subsolo, hidrologia, falhas, redes geomagnéticas etc.).

Durante muito tempo procuramos uma solução para a questão de qual método utilizar para construir com boa qualidade vibracional, livres, no entanto, para usar uma linguagem estética atual, já que não seria racional praticar hoje uma arquitetura laica mimetizando as conhecidas edificações religiosas medievais.

Não existe na literatura a chave da construção dos *Francs Maçons*. Contávamos ainda com o fator obsedante que é a falsa premissa da utilização do número áureo como solução estética e energética.

Sabíamos que as construções sacras, as grandes catedrais góticas gozavam de uma orientação determinada, supostamente orientadas para Jerusalém, local simbólico do nascimento de Jesus. Esta orientação da nave proporcionaria a caminhada do devoto saindo simbolicamente das trevas e caminhando no sentido da luz, andando na direção de Jerusalém, caminhando para o encontro com Deus. Contudo, infelizmente, isso não corresponde a uma verdade exata, isso obrigaria uma catedral no centro da França a uma orientação de aproximadamente de 115°.

A nave da catedral Notre Dame de Paris é inclinada com precisão a 47°, quase a meio caminho entre o Norte e o Leste.

O eixo da nave central da catedral de Chartres é de 116°, direção do nascer do sol nos dias 2 de fevereiro e 11 de novembro e do pôr do sol nos dias 8 de maio e 6 de agosto. Temos aí duas datas-chave: Purificação (2 fevereiro) e Transfiguração (6 de agosto). Outras catedrais têm a orientação para datas específicas, por exemplo a do santo padroeiro.

Temos, no entanto, uma outra possibilidade, inserir a construção na direção média dos dois solstícios. Desta forma ela será como um diapasão vibrando em uníssono com os aspectos solares. O espaço criado pelas direções do nascer e pôr do sol nos dois solstícios cria uma forma de retângulo irregular chamado quadrilátero solsticial. Esta é, sem dúvida, a solução tradicional com melhores resultados para uma construção de moradia. São aplicáveis outras direções adequadas à finalidade do edifício, por exemplo escolhendo uma data e um determinado horário que projetaria um raio luminoso em certa direção, ou ainda a colocação de janelas e aberturas em outras paredes da casa para obtenção do mesmo raio luminoso sobre determinado objeto no dia e hora escolhidos.

O quadrilátero na prática

Primeiro método:

O terreno lugar da futura construção tem de estar limpo, pronto para o início da obra. Finque um pequeno pau (gnómon) no ponto aproximado que será o centro da construção, amarre uma ponta de corda (bem solta no gnómon), na outra ponta amarre firme um pequeno pau que será a ponta de um compasso improvisado. No solstício do inverno, no nascer do Sol, marque a direção da sombra do gnómon sobre o círculo; faça a mesma operação no final da tarde, ao pôr do Sol. Repita esta operação no solstício do verão. Terá, então, quatro marcas que, unidas, formarão o quadrilátero solsticial, dentro do qual a casa deve inscrever-se. A inserção de um local de vida no interior do quadrilátero aumenta a amplitude do feixe solar e dinamiza a habitação com as harmônicas do local.

Segundo método: por meio do uso de um programa de computador francês podemos fazer o cálculo rapidamente, o passo a passo está nas fotos seguintes. O endereço do programa é www.imcce.fr (Conjunto de figuras 29).

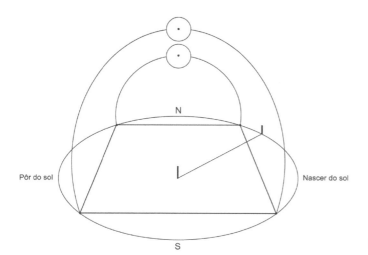

Fig. 29 - Modelo do movimento solar.

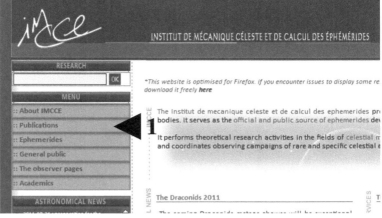

Fig. 29a - Escolha Efemérides.

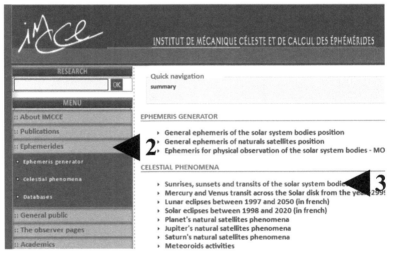

Fig. 29b - Escolha Fenômenos Celestiais – escolha Nascer do Sol.

Método alternativo: para os proprietários do iPhone existe um software que permite achar o nascer e o pôr do sol com exatidão em qualquer data e local, o Darkness, à venda na loja da Apple.

Finque uma estaca no local aproximado do centro da casa. Com o auxílio de uma corda trace um grande círculo. Com uma bússola encontre o norte e transfira para o perímetro do círculo os graus encontrados num dos programas acima, em relação ao norte. A declinação que é a diferença entre o norte magnético e o norte geográfico deve ser computada. Por exemplo, para a cidade de São Paulo ela é de 20° 63´ Oeste. Os valores para qualquer localidade no Brasil podem ser obtidos no site do Observatório Nacional: www.on.br – Una os quatro pontos formando um retângulo um pouco deformado, esse é o quadrilátero solsticial.

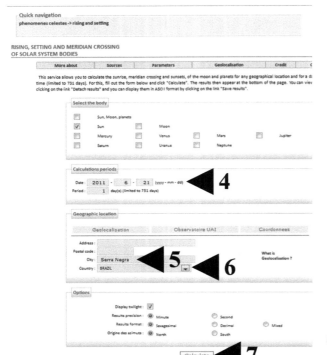

Fig. 29c - Insira a data do solstício de verão do ano em curso. Insira a cidade e o país. Clique em calcular.

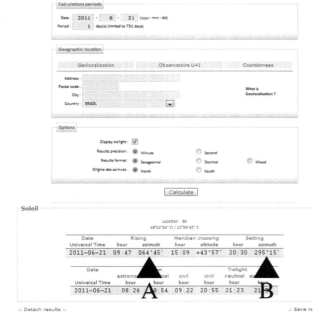

Fig. 29d - Anote o azimute correspondente ao nascer do sol e ao pôr do sol.

GEOBIOLOGIA - UMA ARQUITETURA PARA O SÉCULO XXI 65

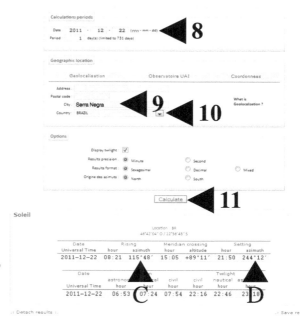

Fig. 29e - Insira a data do solstício de inverno do ano em curso. Insira o nome da cidade e do país. Clique em calcular. Anote o azimute do nascer do sol e do pôr do sol.

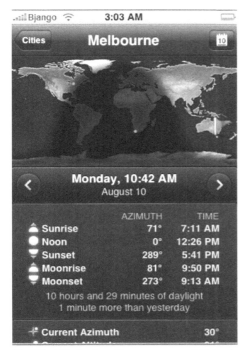

Fig. 29f - Método alternativo: para os proprietários de iPhone existe um software que permite achar o nascer e o pôr do sol com exatidão em qualquer local e data, o Darkness, à venda na loja da Apple.

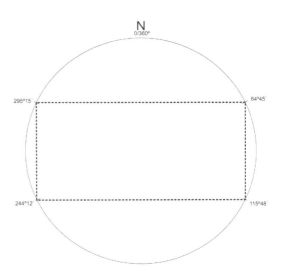

Fig. 29g - Finque uma estaca no local aproximado do centro da futura casa. Com o auxílio de uma corda trace um grande círculo. Com uma bússola encontre o norte e transfira para o perímetro do círculo os graus encontrados num dos programas acima, em relação ao norte geográfico. Una os quatro pontos, formando um retângulo irregular, esse é o quadrilátero solsticial.

Côvado local

A segunda técnica de elaboração do projeto da construção o achamos no livro *Os Mistérios da Catedral de Chartres*, de Louis Carpentier. Os antigos sempre construíram usando uma medida especial para cada local. O sistema métrico decimal ainda não havia sido criado. A medida padrão era o Côvado, que aproximadamente corresponde à distância da ponta dos dedos ao cotovelo. Como esse côvado era variável, podemos desenvolver um que esteja de acordo com os padrões vibratórios locais. Para isso, precisamos conhecer a latitude local, suponhamos 27° 11' 76", agora vamos nos deslocar para Leste ou Oeste até obtermos a diferença de 1°, no nosso caso 28° 11' 76", e aí medimos a distância que daria por hipótese 76,5 km, dividimos este número por 100.000 e vamos obter 0,765 metro. Este é o comprimento da medida local vibrando em uníssono com as energias do local, este será nosso côvado, que será utilizado para todas as medidas do futuro projeto. Vamos, pois, utilizar este padrão no lugar da trena comum em centímetros. Dica: você poderá usar múltiplos de côvado até 1/10, procure tanto quanto possível usar o côvado cheio ou múltiplos côvados. Este método obriga a produzir portas e janelas sob medida.

O côvado na prática

Primeiro método de obtenção do côvado local: sob o Sol do meio-dia nos equinócios (da primavera e do outono), apoie um bastão de 1 metro de comprimento no chão e incline-o na direção do Sol até que sua sombra seja nula, meça a altura da ponta do bastão até o solo e faça a média; esse é o comprimento do côvado local, digamos, 91 cm, por exemplo.

Segundo método: obtenha a latitude local e faça o cálculo segundo a fórmula do capítulo 10 do livro *Astronomical algorithms*, de Jean Meeus.

Terceiro método: por meio do Google Earth é possível encontrar a distância entre dois pontos.

Por exemplo, o côvado local para a cidade de São Paulo é: 91,48 cm (Conjunto de figuras 30).

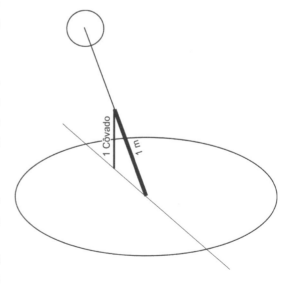

Fig. 30 - Obtenção do côvado nos equinócios.

GEOBIOLOGIA - UMA ARQUITETURA PARA O SÉCULO XXI

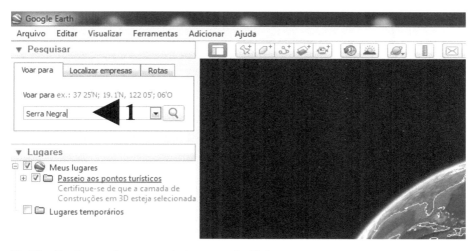

Fig. 30a - Escolha a opção voar para: insira o nome da cidade.

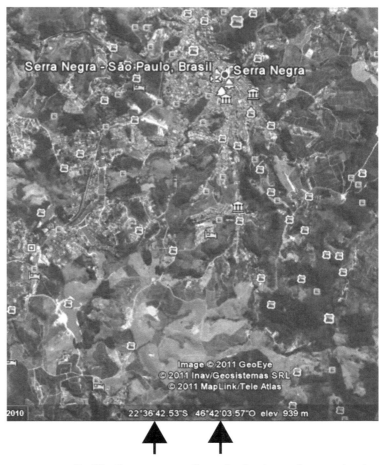

Fig. 30b - Faça zoom e escolha seu local exato e anote as coordenadas.

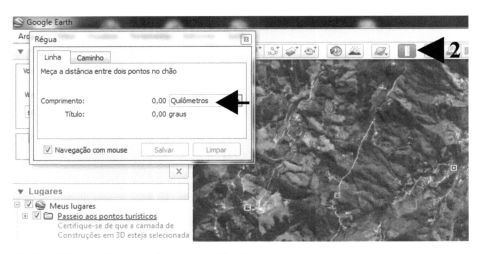

Fig. 30c - Clique em régua e escolha a opção quilômetros.

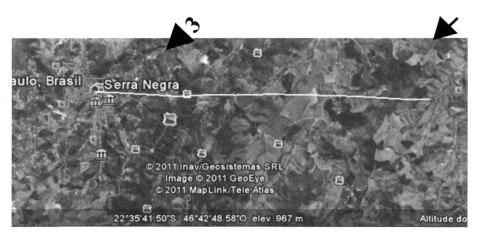

Fig. 30d - Clique sobre o local exato e desloque o cursor para a direita, puxe a página para a esquerda, desloque de novo o cursor para a direita até atingir a diferença de menos um grau de longitude.

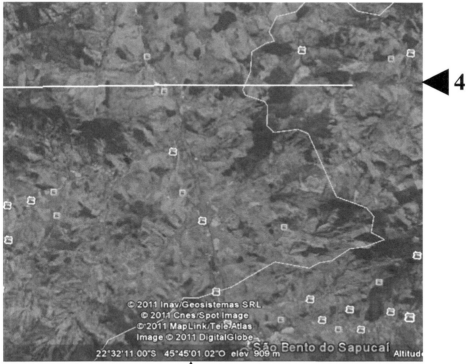

Fig. 30e - Atingida a diferença de menos um grau na longitude, solte o cursor.

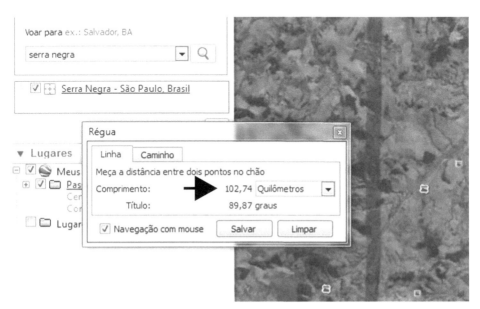

Fig. 30f - Divida o total de quilômetros por 100.000. Em nosso exemplo o resultado do côvado local será de 1,0274 metros.

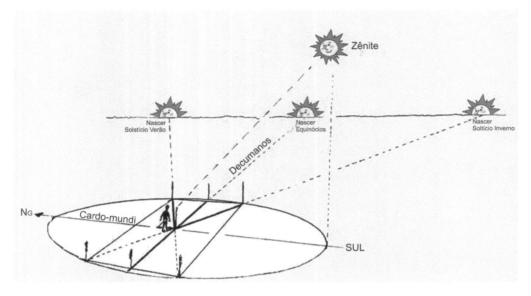

Fig. 31 - Visão geral do método.

(A distância de um grau entre os paralelos para a latitude de São Paulo 23° 32' é de 91,48 km.) No exemplo a seguir, vamos usar o Google Earth para fazer o cálculo. Este é o método mais prático e de boa precisão (Figura 31).

Traçado Regulador (ou traçado harmônico)

A próxima etapa consiste em compreender o que caracteriza o lugar para com isso poder inscrever na forma do edifício os elementos rítmicos favoráveis. Esta é uma ação necessária para a instalação de uma verdadeira harmonia na casa. A pesquisa e a consequente descoberta de água, falhas ou redes H não são suficientes, pois a orientação de algumas centenas de toneladas da casa vai interagir e fazer aparecer, ou desaparecer, a emissão lesiva própria de uma falha ou um veio de água e condensar, e talvez alterar a rede H.

A orientação, que em sintonia com os parâmetros bioclimáticos, será completada por um traçado regulador determinando a medida, o ritmo e as proporções favoráveis ao local.

Um grande cuidado deve ser dispensado em relação à instalação elétrica, cujos 60Hz estão em conflito com as frequências naturais do ritmo terrestre. Esta é a causa principal da presença da rede Hartmann. A rede H não é global: esta rede não existe nas regiões sem eletricidade; para compreender isso, corte sua eletricidade, deixe enfraquecer a rede H durante algumas dezenas de minutos, dê tempo para que as vibrações se estabilizem e você sentirá a leveza do ambiente.

"Traçado Regulador: conjunto de linhas diretrizes escolhidas pelo arquiteto em função de um conceito estético ou outro, para guiar a composição de uma fachada ou planta baixa. Esse traçado não é forçosamente repetitivo como aquele de um papel milimetrado".

Geometria significa medir a terra; essas construções geométricas particulares promovem a harmonia entre o local e a construção e seus volumes e proporções (Conjunto de figuras 32).

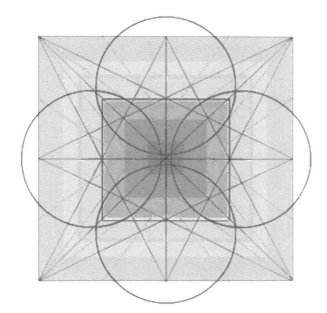

Fig. 32 - Traçado regulador.

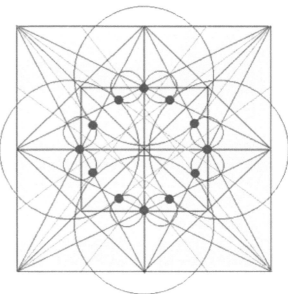

Fig. 32a - Traçado regulador.

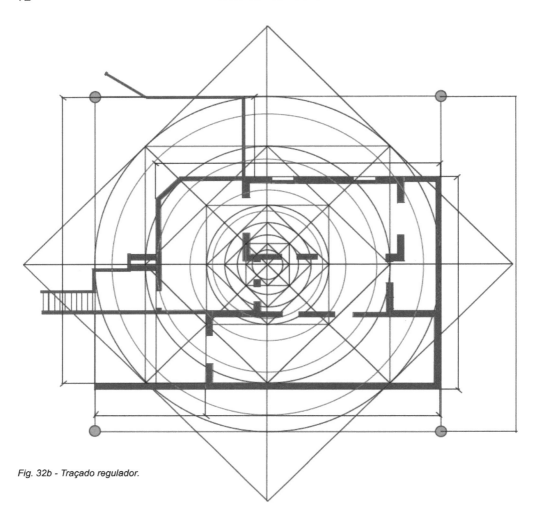

Fig. 32b - Traçado regulador.

Le Corbusier considerava o traçado regulador "uma garantia contra o arbitrário". No seu livro *Vers une architecture*, faz uma apaixonada defesa do emprego desse recurso de composição e argumenta que:

"O traçado regulador é uma satisfação de ordem espiritual que conduz à busca de relações harmoniosas", "que traz essa matemática sensível que dá agradável percepção da ordem. A escolha de um traçado regulador fixa a geometria fundamental da obra; ele determina, então, uma das impressões fundamentais. A escolha de um traçado regulador é um dos momentos decisivos da inspiração, é uma das operações capitais da arquitetura".

É bom levar em consideração que Le Corbusier tinha um conceito muito particular de traçado regulador, para o qual desenvolveu um sistema (Modulor) tabelar projetado a partir de uma altura definida para o ser humano combinada com a seção áurea.

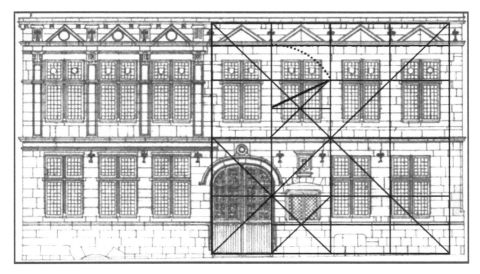

Fig. 32 c- Traçado regulador.

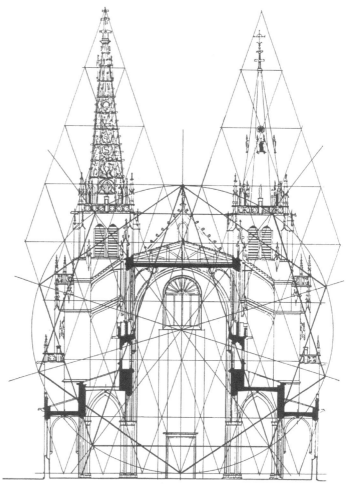

Fig. 32 d- Traçado regulador.

Avaliação radiestésica do projeto nas plantas sem seus traçados reguladores.

Desenhar um primeiro esboço da casa, usando como padrão métrico o côvado local.

Desenvolver um traçado regulador ou traçado harmônico sobre o qual serão projetadas as plantas baixa e elevada da casa. Um traçado regulador será criado também para a fachada da construção.

Escolha dos materiais (ecológicos e renováveis) para a construção.

Construção e paisagismo.

A inserção do gnómon no terreno é um gesto tão simbólico que deveria ser o proprietário futuro morador da casa que deveria fazê-lo, como uma tomada de posse do local (nossa pedra fundamental).

Os cômodos da casa também estão tradicionalmente relacionados às direções: a cozinha a leste ou oeste, a sala de estar ao sul, o quarto de dormir ao norte com uma janela a leste, a cabeceira da cama ao norte, a porta da casa a leste, uma janela ao sul-oeste para aproveitar os últimos raios do Sol. A chaminé, se possível, no local de origem do gnómon. Fonte de água, orientada para o leste.

A tentativa de recuperar os traçados reguladores das construções clássicas sempre resulta em traçados bem diferentes, fruto dos conceitos do pesquisador e da análise empregada. O caso clássico mais evidente é o da Catedral de Paris (Figuras 33).

Nomes para pesquisa: (Tracés Regulateurs - Regulating Lines)

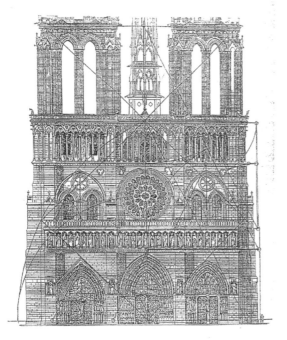
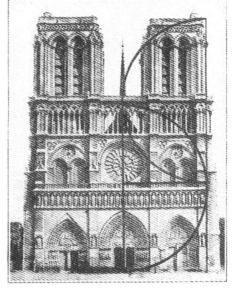

Figs. 33 - Ensaios de traçados da catedral de Notre Dame de Paris.

GEOBIOLOGIA - UMA ARQUITETURA PARA O SÉCULO XXI 75

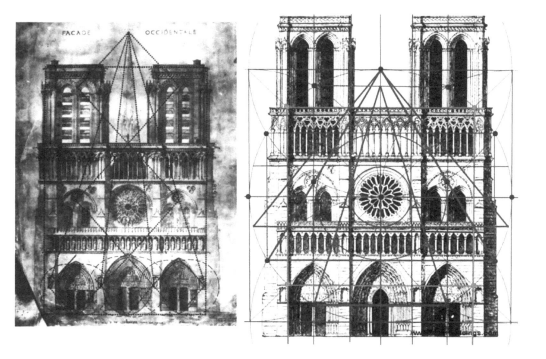

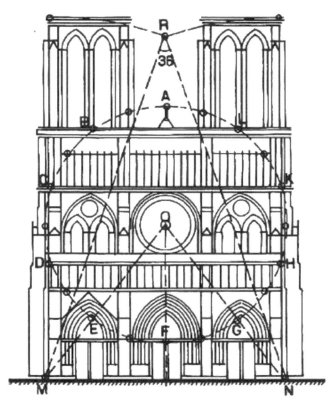

Figs. 33 - Ensaios de traçados da catedral de Notre Dame de Paris.

O número plástico na obra de Dom Hans van der Laan

Acreditava-se, na antiguidade, na existência de uma proporção privilegiada no mundo natural, uma série capaz de criar beleza, proporção, harmonia. Conceito muito em sintonia com a ideia da alquimia, esta possibilitando unir a energia do universo num lugar e aí levar a matéria à perfeição, completando a obra de Deus. Este é um ideal filosófico da maior importância, o de materializar, realizar uma utopia. Transcender as limitações da matéria induz a sensação de um contato com o que há de mais superior, com o divino.

Durante muito tempo a Divina Proporção, Proporção Áurea, o Phi, o 1,618033, foi utilizado para tal finalidade, nas artes gráficas, na pintura, na escultura e na arquitetura. Em 1498, o matemático Luca de Pacioli lhe dedicou um livro, influenciando o período seguinte, a Renascença. Se por um lado esta proporção resolve um problema de caráter estético, por outro lado nos cria um problema sem solução, dentro do espectro das energias sutis, já descrito anteriormente (Figura 34).

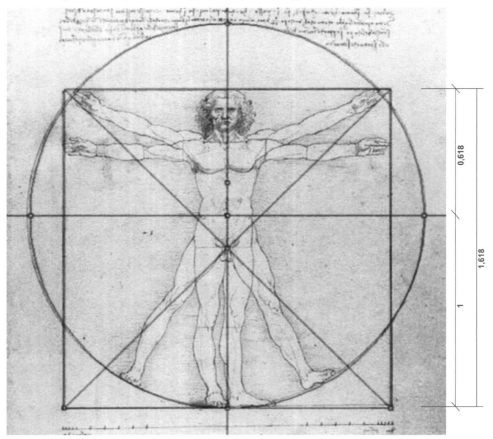

Fig. 34 - O homem vitruviano, ilustração de Da Vinci para a Divina Proporção.

Dom Hans van der Laan nasceu em 29 de dezembro de 1904, entre 1923 e 1926 estudou arquitetura em Delft, sob a orientação do professor Granpré-Molière. Em 1927, tornou-se monge beneditino na abadia de Oosterhout, mudando-se para Vaals posteriormente, em 1968, onde permaneceu até sua morte, em 19 de agosto de 1991. Em 1928, descobriu o número plástico (Figura 35).

Aprendeu "arquitetura cristã" junto com seu irmão Nico entre 1945 e 1973, com o propósito de descobrir os critérios e princípios básicos da arquitetura real.

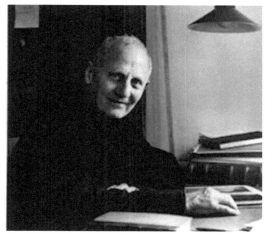

Fig. 35 - Dom Hans Van der Laan.

A construção da igreja da abadia de Vaals, que representou o primeiro de seus estudos completamente desenvolvido, foi finalizada em 1968.

A partir daí Dom Hans construiu vários monastérios e residências, ganhando o prêmio de arquitetura da província de Limburg.

Van der Laan procurou um sistema geral de normas e tamanhos, baseando-se nas culturas antigas como, por exemplo, Stonehenge na Inglaterra, na Acrópole em Atenas ou nas construções egípcias. Descobrir os fundamentos antigos, voltar às origens para renovar a arquitetura, nisso consistia seu trabalho como arquiteto.

Assim, este retorno às origens está amplamente ligado a três questões fundamentais da vida: seu conceito de arquitetura, as relações entre arquitetura e liturgia e as relações entre arquitetura e natureza, três caminhos que poderiam conter toda sua trajetória como arquiteto. Tudo isso ele detalha em suas três obras, *O número plástico, Liturgia e arquitetura* e *O espaço arquitetônico*, em que explana todo o tipo de referências históricas. No entanto é difícil entender seus raciocínios.

Um número verdadeiramente arquitetônico. O número plástico. Este é apresentado pelo arquiteto como a proporção ideal da escala geométrica sobre a qual deveriam estar fundamentados todos os objetos espaciais. Sua derivação de uma equação cúbica, em vez de quadrática como aquela que define o Phi, é uma resposta à tridimensionalidade do nosso mundo. É verdadeiramente estética, no sentido original grego, ou seja, sua preocupação não é beleza, mas a clareza de percepção. Ela é também designada como número ø Psi. É definida matematicamente como a única solução da equação $X^3 = X+1$ e possui numerosas propriedades, análogas ao número do ouro, inclusive uma sequência numérica.

O papel particular relacionado a este número por Van der Laan é acompanhado por uma filosofia geral explicada em seu livro O Espaço Arquitetônico, que é o modo de uso que todo o arquiteto deveria conhecer para estabelecer a harmonia entre os três elementos seguintes:

- *a natureza*, vista como imutável em suas próprias proporções;
- *o ser humano*, em suas dimensões de ser sensível, de ser perceptivo, de ser inteligente;

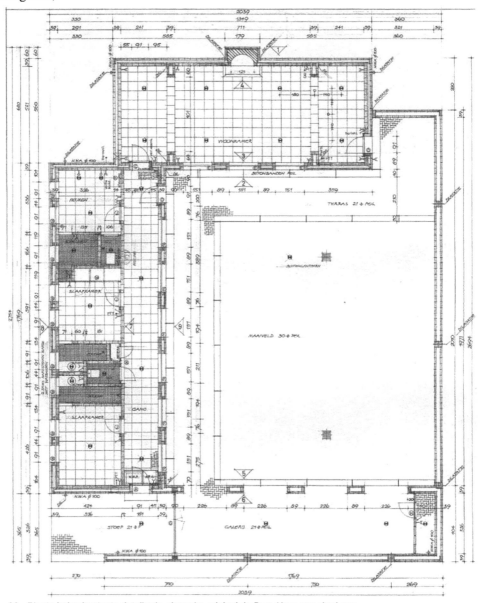

Fig. 36 - *Planta baixa bastante detalhada, desenho original de Dom Hans van der Laan.*

- *o realizado pelo homem*, que deveria sempre levar em conta o conjunto dos parâmetros precedentes.

Segundo van der Laan, a inserção sobre um mesmo "comprimento de onda" destes três elementos cria uma plenitude, um bem-estar profundo, comparável ao tipo de emoção sentida em certas catedrais e outros lugares religiosos, ou no coração de uma floresta.

As plantas decorrentes do uso do número plástico são bastante detalhadas, nada é deixado ao acaso, uma coluna tem especificadas suas três dimensões assim como a distância da próxima, este rigor vale para portas, janelas etc. (Figura 36). Seus prédios possuem um rigor estético único na arquitetura. Van der Laan tem uma obra bastante pequena, com apenas um projeto de residência particular, todo o resto são conventos, escolas, igrejas, enfim, prédios de função religiosa, onde tudo foi meticulosamente projetado, os acabamentos das paredes, os revestimentos, os materiais utilizados, os móveis, os objetos, os uniformes, os jardins, as placas indicativas etc. (Figura 37).

As características energéticas de um projeto tendo como ábaco o número plástico e a disciplina arquitetônica desenvolvido por Van der Laan, implicam algumas alterações em relação à metodologia dos *Francs Maçons*.

Devemos continuar usando o quadrilátero solsticial ou qualquer de suas variantes adequadas à construção.

Não usaremos o conceito do côvado, já que o equilíbrio das medidas é alcançado pelo uso do número plástico.

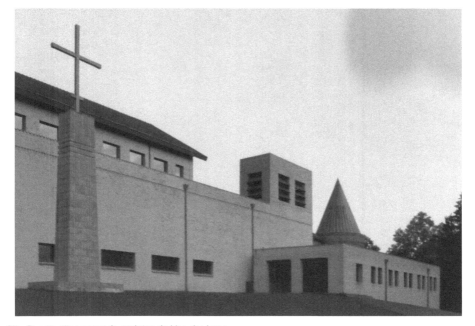

Figs. 37 - *Construções segundo projetos de Van der Laan.*

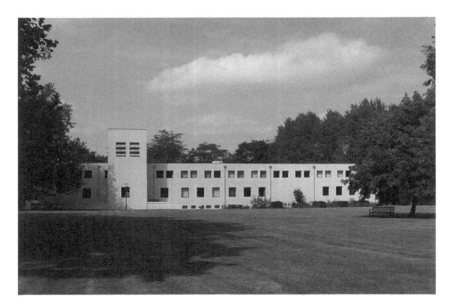

Figs. 37 - Construções segundo projetos de Van der Laan.

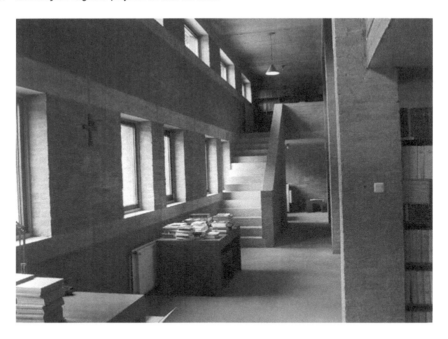

Também não será usado o traçado regulador; o equilíbrio das formas é obtido também pelo uso do número plástico.

Em virtude da complexidade da elaboração de um projeto com o número plástico (Psi), foi desenvolvido um conjunto de 16 razões dimensionais (Figura 38), composto de oito modelos, os das proporções básicas, cujas relações são 1/1, 3/4, 4/7, 3/7,

1/3, 1/4, 3/16, e 1/7. E oito modelos, os das proporções complementares, com as relações 6/7, 2/3, 1/2, 3/8, 2/7, 3/14, 1/6 e 1/8. As múltiplas combinações permitirão a criação de qualquer projeto.

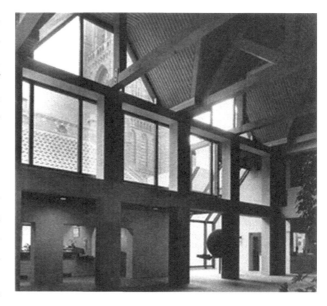

Geometria

Tente dividir um quadrado em três diferentes partes com a mesma proporção. Precisará usar a razão 4/7. Uma página em branco representa o nada, mas também a ordem e o equilíbrio total. Uma pintura de Pollock ilustra o caos (Figura 39).

A divisão harmônica de uma proporção geométrica demonstra o equilíbrio requintado, algo como o "caminho do meio".

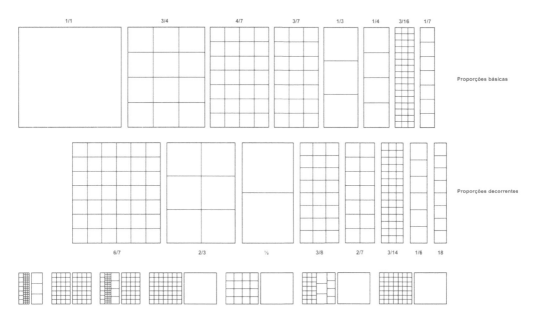

Fig. 38 - Conjunto de modelos para construção com Número Plástico.

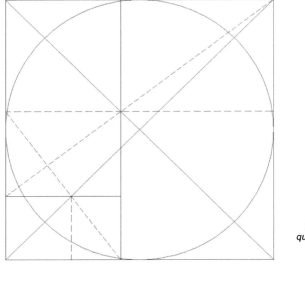

Fig. 39 - Exercício de geometria. Divisão de um quadrado em três partes proporcional com auxílio de razão 4/7

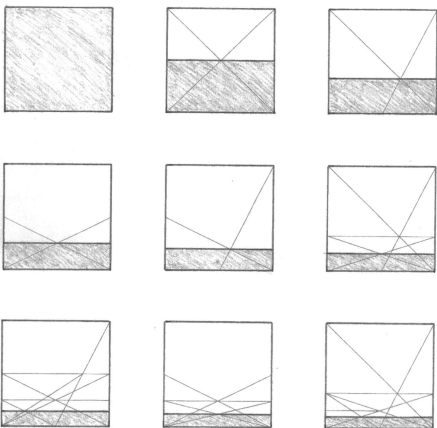

Fig. 39a - Divisão de um quadrado em áreas de 1/2 a 1/9 por meio da geometria

A Geobiologia na prática

A proposta de trabalho de um atelier de geobiologia será de oferecer assessoria especializada a profissionais das áreas de arquitetura e construção na pesquisa e elaboração de projetos visando a uma qualidade de vida melhor.

Devido à sua complexidade e para melhor compreensão do profissional, o trabalho é dividido em dois conjuntos de operação diferentes: locais a construir e locais já construídos.

1- Locais a construir.

1a- Contato do consultor com o contratante para conhecer o trabalho a realizar, a quem será endereçado o orçamento com detalhamento de sua execução.

1b- Aprovação do orçamento. Coleta de dados e entrevista com o proprietário e com o arquiteto/engenheiro.

1c- Elaboração junto ao responsável pela edificação para elaboração das preliminares energéticas do projeto.

1d- Acompanhamento da execução da obra.

1e- Após final da obra será entregue ao proprietário laudo descritivo da metodologia empregada visando a quais resultados.

Detalhamento:

1b- Análise da qualidade energética do terreno, pesquisar a existência de ocorrências geológicas, eventualmente danosas à ocupação humana.

Proceder a uma varredura do terreno usando para tal Contador Geiger para avaliar os índices locais de radiação.

Proceder a uma varredura do terreno com cintilômetro (Figuras 40) para detectar emissões de raios gama, presentes acima de correntes de água ou falhas (Figura 41).

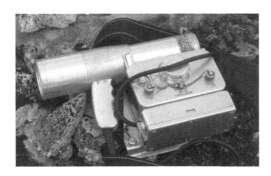
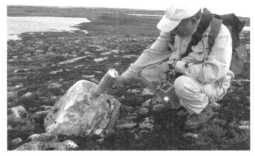

Fig. 40 - Cintilômetro.

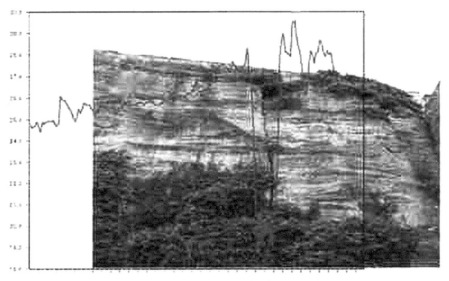

Fig. 41 - Sobreposição do gráfico gerado por cintilômetro sobre foto do local pesquisado.

Os dados coletados deverão ser reportados sobre papel vegetal, com uma nova folha para cada aparelho, os vegetais fixados com Durex sobre a planta local quadriculada de dois em dois metros, ou eventualmente de metro em metro se necessidade houver. A sobreposição das folhas indicará as áreas com eventos semelhantes.

Exatamente a mesma operação deve ser executada com o geomagnetômetro, (Figura 42), aparelho de um preço mais acessível. Existe um aparelho destes de fabricação suíça do qual apresentamos a foto. Para efetuar a medição local, é necessário providenciar uma régua de pelo menos dois metros (dobrável), para promover o deslocamento uniforme do aparelho, conforme foto (Figura 43).

Toda uma área com valores altos ou baixos não produz inconveniente maior, o que não é aconselhável são as diferenças magnéticas significativas. Suponhamos a

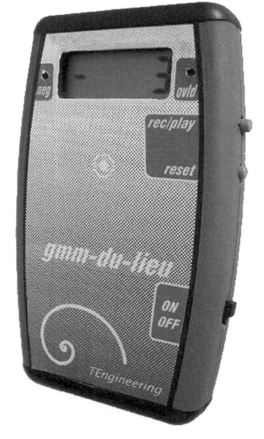

Fig. 42 - Geomagnetômetro.

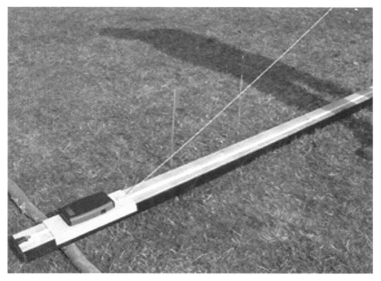

Fig. 43 - Técnica de utilização do geomagnetômetro.

cama ou o sofá da TV, metade com uma intensidade magnética de 24 nano Tesla e a outra metade com 60 nano Tesla, uma vez deitados teríamos metade do corpo num diapasão energético e a outra metade em outro mais elevado.

Resultados surpreendentes podem ser obtidos com um iPhone e a App Teslameter da Skypaw ou ainda com a App emFX da Digital Dowsing, calibrado em Nano Tesla, 1%, 1 Eixo (Figuras 44). O método de coleta de dados é igual ao usado com o geomagnetômetro.

Aplicação de todos os conceitos da Baubologia, da Bioarquitetura, da Arquitetura Sustentável e da Ecologia, alguns expostos anteriormente no livro.

A geobiologia é o resultado de um conjunto de técnicas a serem utilizadas concomitantemente, objetivando uma habitação com uma boa qualidade sobre alguns variados aspectos para os usuários.

A casa é a segunda roupa do homem, sua função primeira é protegê-lo do meio ambiente.

Aspectos a serem avaliados: terreno limpo, amplo, sem declives acentuados, sem cursos de água etc.

Qualidade física e energética do terreno: lençol freático, tipo de solo (arenoso, (difícil construir), radioativo, com fraturas ou falhas), proximidade de geradores de distúrbios (rodovias, fábricas, antenas, rios etc.)

Qualidade da construção (arquitetura e materiais).

Orientação do edifício, visando a uma boa iluminação natural, conforto térmico, de ventos dominantes e de baixo ruído.

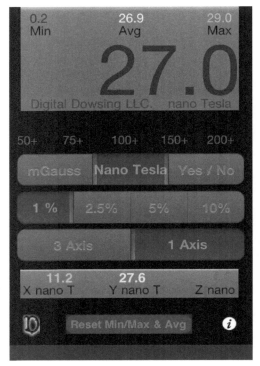 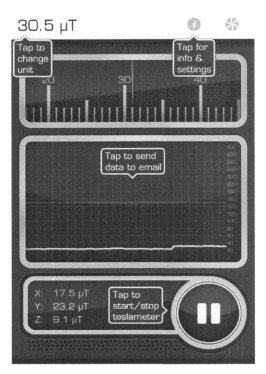

Fig. 44 - Apps de magnetómetro para iPhone.

A construção deverá também ser orientada em função da incidência da radiação solar nas fachadas. Cabe ao arquiteto equilibrar todas as necessidades para um melhor resultado.

As superfícies que recebem mais sol no verão para latitudes entre 12° e 30° são por ordem de importância:

O teto;
As fachadas L/O;
As fachadas N/S.

Neste caso, as fachadas L/O deverão ser menores que as N/S. Caso não seja possível em virtude da área do terreno, usar revestimentos ou pintura para minimizar a absorção da radiação solar.

Equilibrar esta necessidade com o fator de ventos dominantes e baixa incidência de ruído.

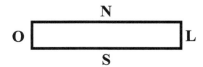

2- Locais já construídos.

O trabalho se divide nas seguintes etapas

2a- Contato do consultor com o contratante para conhecer o trabalho a realizar, a quem será endereçado o orçamento com detalhamento de sua execução.

2b- Aprovação do orçamento. Coleta de dados e entrevista com o proprietário e com o arquiteto/engenheiro.

2c- Reunião do consultor com o responsável pela obra, quando será entregue um parecer sobre as alterações a promover no imóvel.

2d- Execução das alterações de responsabilidade do geobiologista.

2f- Entrega do relatório final ao proprietário ou ao arquiteto/engenheiro, com laudo descritivo da metodologia empregada.

Detalhamento:

2b- Proceder a uma varredura do imóvel com Contador Geiger, com cintilômetro e geomagnetômetro. Os dados coletados deverão ser reportados sobre papel vegetal, com uma nova folha para cada aparelho. Os vegetais fixados com Durex sobre a planta local quadriculada de dois em dois metros, ou eventualmente de metro em metro caso haja necessidade. A sobreposição dos vegetais indicará as áreas com eventos semelhantes.

Em virtude do leque de desequilíbrios encontrados, o geobiólogo deverá indicar as alterações possíveis, para deslocar os moradores para as áreas de melhor qualidade e de permanência mais elevada.

Aplicação de todos os conceitos da Baubologia, da Bioarquitetura, da Arquitetura Sustentável e da Ecologia, alguns expostos anteriormente no livro.

Opção para avaliação de área ou projeto por um método com análise pela radiestesia (método de diagnóstico fazendo uso do psiquismo humano).

1- Locais a construir.

1a- Contato do consultor com o contratante para conhecer o trabalho a realizar, a quem será endereçado o orçamento com detalhamento de sua execução.

1b- Aprovação do orçamento. Coleta de dados e entrevista com o proprietário e com o arquiteto/engenheiro.

1c- Elaboração junto ao responsável pela edificação para elaboração das preliminares energéticas do projeto.

1d- Acompanhamento da execução da obra e avaliação energética da mesma.

1e- Após final da obra será entregue ao proprietário laudo definitivo dos fatores geobiológicos resultantes da intervenção do consultor.

Detalhamento:

Como dissemos anteriormente, para quem não possui os três equipamentos básicos para análise local, o Contador Geiger, o Cintilômetro e o Geomagnetômetro, apresentamos um método alternativo, baseado na radiestesia – que fique claro que são necessárias experiência e habilidade para obter bons resultados. Um principiante não obterá valores reais, estes serão aleatórios ou produto das convicções do operador. Porém a técnica de análise com radiestesia permite avaliar situações sobre uma planta ou projeto, para melhor orientação do "projetista", coisa impossível com os instrumentos eletrônicos. O arquiteto/engenheiro sem experiência radiestésica poderá contratar os serviços de um prático para proceder ao levantamento dos dados para análise, se reservando esta para si.

1b- Análise da qualidade energética do terreno (é requerida experiência radiestésica). Use uma planta de agrimensor ou um desenho leigo da área mantendo as proporções da área e a direção do Norte. Divida a planta em quatro espaços, meça com o auxílio de um biômetro a qualidade energética de cada quarto. Se a taxa vibracional for alta para por aí. Caso contrário quadricule a planta a cada dois centímetros. Meça com pêndulo e biômetro cada cruzamento e marque na planta os valores sem os zeros: 6,5, 4, 3,5 etc. Pesquise a existência de falhas ou de água com o auxílio do gráfico de potencial espontâneo do caderno de gráficos. A diferença de potencial elétrico em áreas contíguas é uma anomalia que pode estar relacionada com a existência de água. Use um ponteiro para medir com precisão os contornos da área. No caso de ser uma corrente de água, pesquise a profundidade e a vazão para ter um perfil mais detalhado do evento.

Seja falha ou água pesquise a direção da corrente ou do fluxo energético da fratura.

Caso encontre eventos importantes no local desejado para a construção, desaconselhe a mesma.

1c- Uma vez efetuada a planta do imóvel, coloque esta sobre a planta do terreno e meça com biômetro a qualidade energética resultante.

Protocolos para correção e neutralização

Por princípio, não recomendamos nenhum tipo de reequilíbrio ambiental que faça qualquer uso de técnicas psíquicas, espirituais, místicas, mágicas pela simples razão de que os resultados, porventura válidos para determinada técnica, dependem 100% da qualidade do operador, o que é incontrolável.

Também a esmagadora maioria dos dispositivos existentes no mercado para fins de reequilíbrio ambiental sofre dos seguintes problemas:

Não funcionam, são inócuos, não têm massa suficiente para produzir um efeito efetivo (tipo adesivos radiestésicos colados a esmo nas paredes).

Os que funcionam requerem manutenção (Reequilibrador Luxor regulável de Bélizal).

Ainda os que funcionam acabam sendo deslocados de lugar pela faxineira, ou mesmo, pelos membros da família para facilitar o trânsito em casa.

Esta é uma questão a ser estudada com extremo cuidado por quem faz a análise do local; claro que o baixo custo dos instrumentos de reequilíbrio torna-os uma opção interessante. Demandam, no entanto, duas visitas trimestrais em datas específicas para controle; se o geobiólogo aplicar a mesma solução meia dúzia de vezes, óbvio que, na data requerida, terá dificuldade para dar assistência.

Contrariamente ao que possa parecer o discurso de certos praticantes de "geobiologia", o planeta Terra é um local saudável, onde todas as espécies crescem com vigor. Porém, como todas as regras tem exceção, encontramos aqui e ali alguns distúrbios, os quais interferem na qualidade de vida dos habitantes.

Vemos, tomados de melancolia, o uso indiscriminado de gráficos radiestésicos para promover "curas", "correções" para os mais variados problemas: adesivos de pequenas dimensões colados em colunas de garagens, no poço do elevador, sobre a caixa de inspeção, na lateral da TV, no micro-ondas etc.

Vejamos o caso do micro-ondas. O que é lesivo num forno micro-ondas são as micro-ondas, estas ondas eletromagnéticas de alta frequência penetram alguns centímetros nos tecidos, agitando fortemente as moléculas de água aí presentes, produzindo calor. Uma vez desligado, o aparelho não oferece perigo.

Certos aparelhos eletroeletrônicos, quando em funcionamento, geram também energias dentro de um espectro sutil só detectáveis pela radiestesia.

Os gráficos radiestésicos utilizados no aparelho na tentativa de anular os malefícios não têm nenhuma ação contra as micro-ondas. Se assim fosse, ao colocarmos um destes gráficos dentro do forno e um copo de água em cima, esta não aqueceria. O mesmo gráfico também não reduz significativamente as emissões sutis, dada a potência de emissão. A capacidade de reequilíbrio do gráfico apenas apresenta algum resultado no caso das emissões devidas às formas que são de muito baixa potência.

É com um olhar ainda mais melancólico que vemos a utilização de dispositivos "reequilibradores" tipo Orgonites, o Reich arrancaria os poucos cabelos. Aterramento no neutro da tomada. Duas plaquinhas de chumbo para colocar sob a cama, uma nos pés e a outra na cabeça. Chega a ser pueril de tão ingênuo. E reequilibrador eletrônico regulável (na realidade, empesteia o ambiente com mais uma onda eletromagnética).

Mais técnicas não recomendáveis:
Aspersão de óleos essenciais;
Crucifixo ou santos sobre ou sob a cama ou ao lado dela;
Espiral de cobre em volta da cama;
Gráficos radiestésicos sob a cama ou sob o colchão;
Mantas metálicas em qualquer local;
Cristais;
Pirâmides;
Copos com água e sal/carvão nos quatro cantos;
Tubetes com espirais de cobre;
Dispositivos pseudoatlantes;
Alguns emissores de forma.

Normalmente, em um ambiente com algum tipo de problema vibracional, qualquer que seja a origem, a inserção de um dispositivo "reequilibrador" produz uma diferença no padrão energético (diferença, não melhora); a pessoa mais sensível que habita o local percebe o fato e o interpreta como uma correção efetiva. Bastará o corpo se habituar para todos os sintomas retornarem.

Até nós um pouco céticos por condição, uma vez por outra nos deixamos levar pelas fantasias alheias de que são permeadas as obras mais ou menos clássicas da radiestesia.

Existem variados fatores conhecidos em geobiologia causadores de distúrbios.

É prática corrente entre os "geobiologistas" classificá-los de atacado e promoverem correções e "curas" de atacado também. Na realidade, os distúrbios têm causas variadas e eventuais correções devem ser orientadas para cada uma das variantes. Vejamos algumas:

Origem telúrica, correntes de água, falhas ou cavidades, descontinuidade de materiais, radioatividade;
Localização do imóvel e sua orientação;
Arquitetura e as emergências devidas à forma;
Construção, materiais poluentes e não aterrados;
Instalação elétrica e hidráulica;
Poluição ambiental variada;
Desequilíbrios psíquicos dos moradores;
Influências metafísicas.

Em mais de 50 anos de pesquisas os Drs. Hartmann, Rothdach e Aschoff constataram a ineficácia dos compensadores à venda no comércio. Alguns efeitos podem ser sentidos momentaneamente, mas desaparecem rápido. Alguns desses instrumentos inclusive aumentam a desarmonia existente. Estas afirmações são respaldadas em inúmeros testes com o georitmograma do Dr. Hartmann e nas análises de sangue efetuadas pelo Dr. Aschoff.

"A melhor proteção em relação a uma zona geopatogênica e sobre a qual está uma cama consiste em deslocar a cama para uma zona não perturbada. Não existem aparelhos ou sistemas permitindo compensar de maneira durável os efeitos causados pelas zonas geopatogênicas".

Dr. Ernst Hartmann

Temos dois tipos de locais diferentes nos quais podem ocorrer desequilíbrios: os urbanos e os "rurais". Suponhamos um problema telúrico em uma pequena casa espremida entre outras duas em qualquer rua de sua cidade. Teoricamente, há pouco o que fazer; o mesmo problema em uma casa "rural" oferece imensamente mais possibilidades de trabalho. Na cidade, desequilíbrios provenientes de encanamentos, instalações elétricas e, por vezes, alguns de arquitetura são passíveis de correção. Água subterrânea, falhas, descontinuidades de material, radiação também são de difícil solução em residências urbanas. As construções em área "rural" nos facilitam bastante a tarefa de correção.

Suponhamos uma casa pequena na cidade, ladeada por outras duas construções, com uma pequena área de serviço nos fundos e a fachada rente com a rua. Os moradores apresentam estresse geopático em virtude de uma falha a 80 metros de profundidade, no sentido do eixo da casa.

Em virtude da localização, são impossíveis quaisquer alterações arquitetônicas. O que fazer?

A melhor opção seria deixar o imóvel, a família se mudando para um novo endereço. Contudo isso pode não ser possível a curto prazo.

Neste caso, só nos resta partir para opções de reequilíbrio utilizando soluções relacionadas com a radiestesia. Para tanto, contamos com um caderno de gráficos no final do livro.

Este tipo de procedimento está para além de qualquer conceito de caráter cartesiano ou embasamento técnico/científico. Contudo, muitas vezes, funciona. Porém não é definitivo. Sua duração pode variar de dias a meses ou anos. Implicando assim uma atenção frequente, medindo radiestesicamente o padrão energético do local e refazendo as correções.

O índice de tolerância ao estresse geopático varia bastante de pessoa para pessoa e está relacionado com o período de exposição e o local preciso dentro do imóvel em que isso ocorre.

O mundo oculto é bastante misterioso e seus resultados nem sempre respondem aos desejos de quem aí opera.

Este tipo de procedimento interage com as energias sutis apenas perceptíveis por métodos relacionados com a energia psíquica do operador.

A técnica que oferece mais possibilidades é a radiestesia, quando praticada por alguém experiente.

O "rural" subentende qualquer área com espaço livre em volta da casa com área de jardinagem e uma distância de alguns metros da próxima construção, permitindo circulação em sua volta e algum tipo de intervenção.

- Avaliação da poluição eletromagnética por faixas, de 16hz a 3 GHz.
- Avaliação das anomalias do campo magnético natural, horizontal e vertical.
- Avaliação da radioatividade natural.
- Avaliação das correntes elétricas naturais e artificiais no solo.
- Avaliação dos campos elétricos e magnéticos na presença de rede de alta tensão.
- Detecção das malhas Hartmann e Curry.
- Detecção de fenômenos telúricos, água, falhas etc.
- Detecção biométrica da energia local.

Mais aspectos a serem avaliados quando a análise for em construção
- Controle de aterramento dos equipamentos.
- Resistência da tomada terra.
- Disposição do mobiliário e elementos decorativos.
- Pesquisa de fenômenos paranormais (entidades, memória das paredes etc.).
- Verificação de umidade.
- Detecção de ondas de forma devidas à construção.
- Pesquisa de ressonância entre aparelhos.
- Avaliação dos materiais usados na construção.
- Avaliação da presença de radônio.
- Análise do impacto da qualidade arquitetônica sobre os habitantes.

Harmonizadores Válidos

Pequenos contêineres com terras raras (efeito sobre as muito baixas frequências).

Como diminuir realmente um campo elétrico e magnético:
Evitar os aparelhos e as grandes extensões.

Instalar um interruptor automático (biorruptor) que corta a corrente quando não há solicitação de potência.

Desligar o disjuntor dos quartos durante a noite.

Aterrar os aparelhos (pouco efeito sobre os campos magnéticos).

Criar uma gaiola de Faraday entre o aparelho e você (sem efeitos sobre os campos magnéticos).

Instalar cabos blindados (pouco efeito sobre os campos magnéticos).

Evitar todo aparelho elétrico 60Hz nos quartos.

Equipar a casa com 12v contínuos.

A prospecção em geobiologia "rural" ou urbana deve ser efetuada com dois tipos de dispositivos:

Físicos – Contador Geiger (Figuras 45 e 46), geomagnetômetro ou cintilômetro, analizador HF (Figura 47), multímetro para tomada terra etc.

Radiestésicos – biômetro, pêndulos, varetas, conjunto de gráficos para geobiologia (Conjunto de figuras 48).

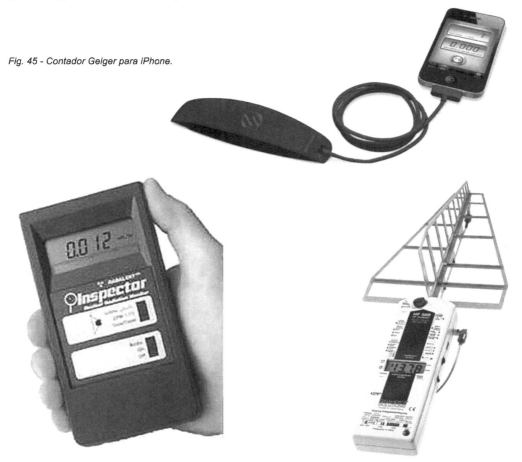

Fig. 45 - Contador Geiger para iPhone.

Fig. 46 - Contador Geiger.

Fig. 47 - Analisador para Altas Frequências.

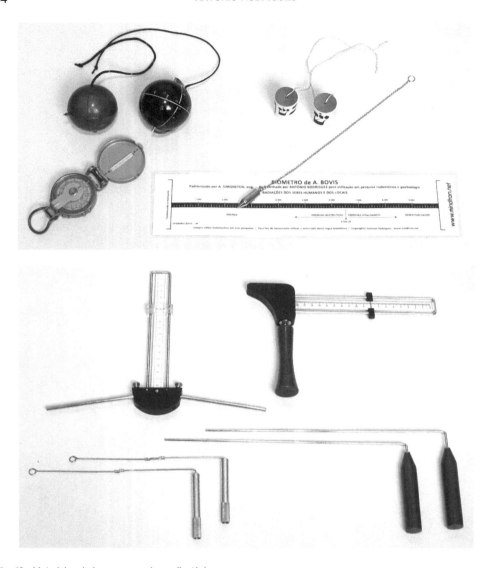

Fig. 48 - Material variado para pesquisa radiestésica.

Levantamento energético de interior de residência

Suponhamos que um familiar seu se queixa de um certo mal-estar em seu apartamento, associado a pequenas doenças constantes. Bom, isto parece, sem dúvida, uma queixa típica de algum tipo de desequilíbrio energético no local. A ciência que estuda o assunto é a geobiologia, mas a radiestesia se insere muito bem no seio desta disciplina, possibilitando as mensurações necessárias para a devida avaliação do local e detectando também quais técnicas podem ser aplicadas, no caso de se tentar promover uma "cura".

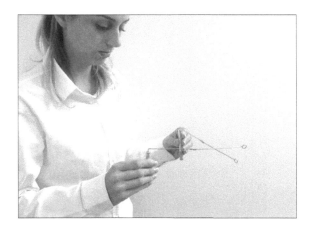

Nossos instrumentos de medida são os clássicos da radiestesia. Comecemos pelo Dual rod. Segundo a convenção universal, o cruzamento das duas varetas indica o SIM, quer dizer, a resposta positiva a sua pergunta.

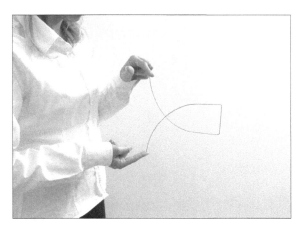

O lobo antena Hartmann, dispositivo especializado, sintonizado com uma harmônica da malha geomagnética descoberta pelo médico alemão Ernst Hartmann, é um instrumento um tanto pesado, portanto de difícil utilização para algumas pessoas, que dão então preferência a um similar francês bem mais leve.

Ao se passar sobre uma das faixas da malha Hartmann, vamos obter uma resposta positiva do instrumento, desviado de sua posição inicial, alinhado para a frente do operador, por um impulso promovido pela "mão da reação". Temos visto radiestesistas hábeis, manipuladores dos mais variados instrumentos, obterem os mesmos resultados operando qualquer outro aparelho radiestésico. É uma questão de experimentar vários instrumentos até chegar à conclusão de qual é mais adequado para si mesmo.

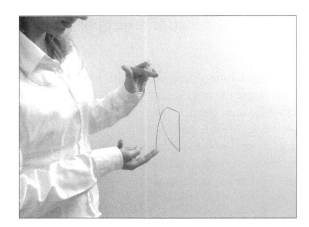

A antena Lecher é o mais sofisticado dispositivo radiestésico de detecção. Sua régua graduada permite afixação precisa do índice pesquisado. Na posição de pesquisa, deve ser mantida na inclinação da foto ao lado.

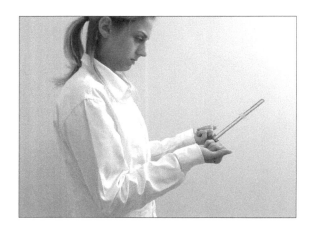

A resposta positiva da antena a projeta na vertical. Este instrumento obriga a um treino intenso, em virtude da dificuldade de manipulação para a maioria dos usuários. Mas, como para todos os instrumentos com escala, o esforço é compensador.

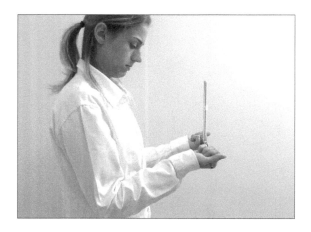

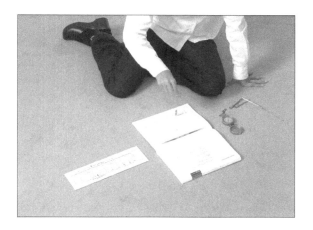

Melhor trabalhar dentro de um espaço desimpedido. A dimensão de 2x2,50 metros da malha geomagnética, a ser eventualmente levantada, dificulta sua detecção dentro do espaço restrito de nossos apartamentos, ainda mais quando se encontram repletos de móveis.

Faça a análise preliminar da poluição aérea e telúrica usando para tal o gráfico para geobiologia, presente em no caderno de gráficos na página 135. Meça também o índice vibracional com o biômetro de Bovis.

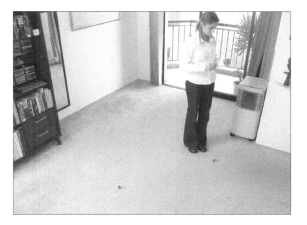

Tendo constatado um elevado índice de poluição telúrica, acima de 40 na régua geobiológica e uma baixa vitalidade na régua biométrica, decidimos levantar a malha Hartmann para uma análise mais detalhada do fenômeno presente. Caminhando na direção norte/sul detectamos todas as faixas presentes a cada dois metros de distância. Os pontos inicialmente detectados foram posteriormente substituídos por fitas presas ao piso com pedaços de fita crepe.

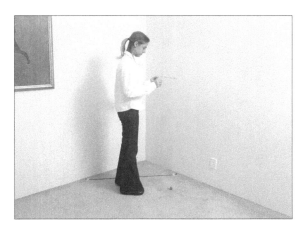

Caminhamos agora na direção oposta à anterior, na leste/oeste, detectando as faixas da malha Global, agora a cada 2,50 metros. Cada ponto encontrado é assinalado com um pequeno vidro vazio.

Colando a primeira fita da primeira faixa leste/oeste.

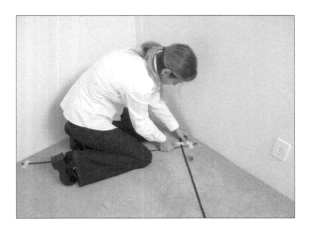

Podemos ver na foto ao lado as duas primeiras faixas norte/sul e o primeiro cruzamento da faixa leste/oeste, sempre colando as fitas com fita crepe, o que permitirá sua remoção posterior sem danificar o piso local. As fitas de tecido podem ser reaproveitadas para uma próxima mensuração.

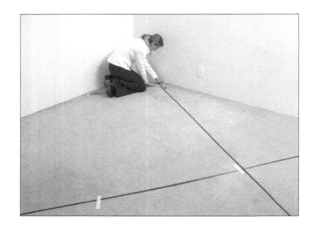

Dado o espaço limitado do apartamento, esta será a última faixa detectada na direção leste/oeste.

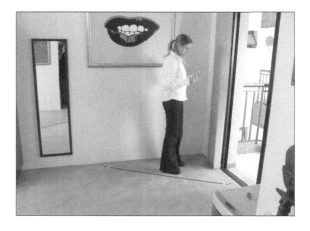

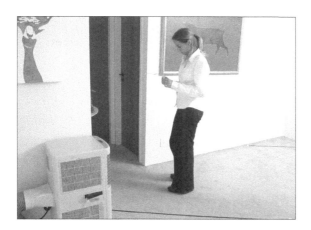

Detectamos agora o lado oposto da última faixa leste/oeste.

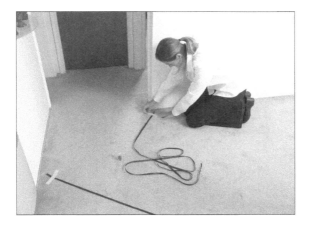

Nesta foto, podemos ver o início da colagem da fita e o último vidrinho ainda em posição assinalando o ponto encontrado.

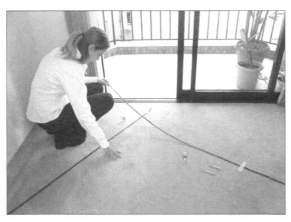

Concluindo a colagem da fita

A máxima "Mais vale prevenir do que remediar" aplica-se plenamente à geobiologia, já que algumas vezes um distúrbio de origem telúrica não responde positivamente a nenhum tipo de correção imposta. Melhor teria sido não construir no local. Ou, após uma análise detalhada preliminar, poderia ter-se optado por uma outra solução ainda na construção.

Ângulo da sala no qual vamos começar o trabalho efetivo de mensuração para avaliação das qualidades bióticas locais.

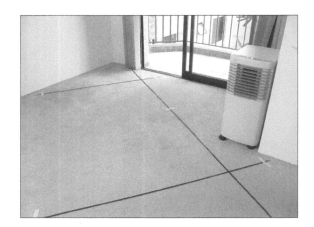

Neste caso específico, nem o uso de testemunho se faz necessário, visto estarmos precisamente sobre o ponto a ser analisado. A pergunta a ser posta será: Qual o índice vibracional deste ponto da malha?

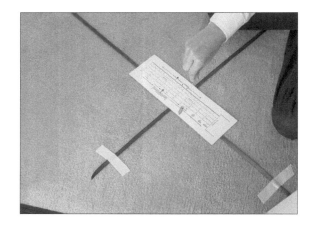

Como foi várias vezes indicado ao longo deste trabalho, em radiestesia tudo se mede. A concepção primária e maniqueísta de positivo e negativo não se aplica a uma radiestesia que deseja se impor como ciência.

Medimos agora o cruzamento oposto da mesma faixa. A constatação de um padrão vibracional extremamente baixo nos conduz a retomar a pesquisa mais detalhada, agora nesta área específica.

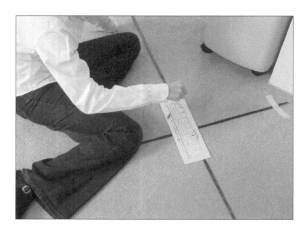

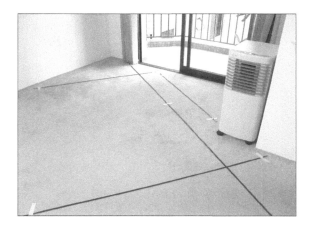

Constatamos a presença de uma faixa adicional a oeste da faixa principal, ao medirmos este ponto com o biômetro. Mais uma vez a taxa é por demais baixa e indicadora de problemas telúricos.

A detecção com o pêndulo de Cone Virtual apresenta-nos V- no topo do pêndulo, deixando claro a existência abaixo de nós de uma falha geológica.

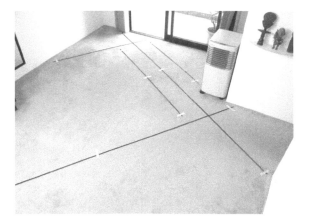

Retomamos mais uma vez o Dual rod com a intenção de afinar a pesquisa. Uma nova faixa se apresenta agora a leste da principal.

Finalmente, nosso amigo morador do apartamento pode entender porque as plantas decorativas colocadas nesse canto com a finalidade de disfarçar a tubulação do ar condicionado teimavam em definhar, não obstante os cuidados constantes.

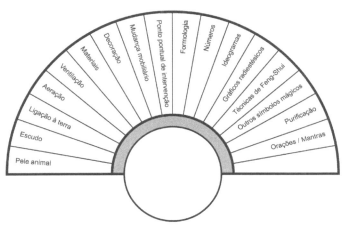

Por se tratar de um apartamento, nossas possibilidades de intervenção são assaz limitadas.

Reportamo-nos agora mais uma vez aos gráficos presentes no caderno de gráficos na página 135. O gráfico Métodos de harmonização parece nos indicar algo como um gráfico. Não satisfeitos criamos uma lista mais completa com todos os dispositivos de correção típicos das ondas de forma.

Após uma seleção meticulosa, chegamos finalmente à forma Luxor tridimensional, reprodução de um anel egípcio pertencente à família de André de Bélizal. Esta forma foi aprimorada pelo radiestesista P. A. Morel para este tipo de aplicação.

A foto ao lado, tomada com uma lente grande-angular, apresenta as características deformações dessa lente, mas permite ver a área quase total da sala, já com o reequilibrador posicionado.

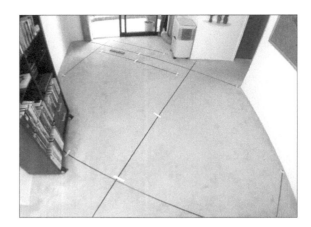

Analisando o local com o biômetro de Bovis, constatamos a elevação da taxa vibracional para um patamar mais elevado, comprovando a eficiência do método aplicado. Agora resta-nos rezar para que esta taxa permaneça estável nos próximos dias. Seremos obrigados a refazer a visita mais umas duas vezes para nos certificarmos de ter atingido uma estabilização do fenômeno.

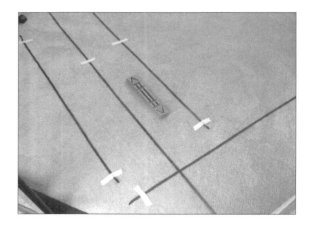

Nosso amigo será obrigado a assinalar o local do dispositivo Luxor para que este possa ser removido, feita a limpeza do local e recolocado de volta. Terá também que se habituar a conviver com o "treco" no chão. Em alguns casos, as correções apresentam-se bem mais difíceis, obrigando a múltiplas intervenções. Infelizmente constatamos que, na maioria das vezes, nossos pequenos gráficos são totalmente inócuos para este tipo de harmonização. Outros métodos se fazem necessários.

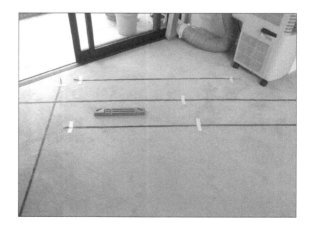

Frequência vibratória do edifício

Ao final, seja de uma reforma ou de uma nova edificação, fazendo uso dos princípios da geobiologia, da bioarquitetura e ecologia, seguindo técnicas mais ortodoxas ou aquelas relacionadas com as avaliações por meio da radiestesia, é natural que desejemos obter uma análise com um resultado numérico.

As medições de frequência baseadas nas medidas físicas dos edifícios produzem medidas múltiplas que acabam por não expressar o conceito que desejamos.

Vejamos, se usarmos a velocidade de compressão do ar a dividir pelo comprimento do imóvel, teremos a frequência de ressonância para esse valor específico.

Por exemplo: 340m/s / 44 metros, comprimento da nave da catedral de Chartres dará uma frequência de 7,8 Hz e para a altura de 25 m resultará em 13,6Hz.

A frequência da terra é de 7,83Hz.

A frequência de Stonehenge no centro é de 10,4Hz e na roda externa de 5,2Hz.

A frequência dos terremotos situa-se normalmente entre 0 e 15Hz.

Em virtude das variadas medidas envolvidas em qualquer construção, não utilizaremos este método.

Relação cosmotelúrica – podemos calcular esta relação de um local medindo a onda ascendente destrógira (telúrica) e a onda ascendente levógira (cósmica), para tal utilizaremos em radiestesia um gráfico composto de dois círculos sobrepostos, divididos cada um em doze partes graduadas de um a doze. Esta análise se faz em dois tempos. Com a mão livre aponte para um testemunho do local (planta ou foto), comece pelo círculo superior (cósmico) com um pêndulo comum, inicie pelo centro. O pêndulo deverá se dirigir para um dos segmentos numerados, avance até o segmento apontado. Se estiver correto o giro, será anti-horário. Agora faça exatamente a mesma coisa sobre o círculo inferior, só que desta vez o giro será horário (Figura 49).

Numa habitação perturbada por ondas nocivas, encontraremos, por exemplo, uma relação 4/5 ou 6/7. Em uma gruta teremos uma relação de 4/7 ou 1/3, o que significa que o valor da onda ascendente telúrica é mais importante que o valor da onda descendente cósmica. Em um local de boa energia encontraremos uma relação C/T perfeita de 1/1, 3/3, 7/7, 9/9, o que corresponde ao equilíbrio cosmotelúrico.

Índice de Ressonância Vibratória (IRV) – Este conceito expressa o resultado final vibratório do edifício, que foi o objetivo perseguido pelo construtor desde o início do projeto. É um conceito de caráter subjetivo envolvendo vários aspectos:

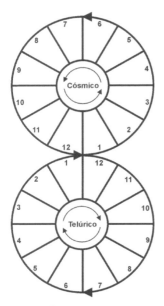

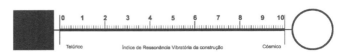

Fig. 50 - Gráfico para pesquisa do Índice de Ressonância da construção.

Fig. 49 - Gráfico para pesquisa da Relação Cosmotelúrica.

1º Taxa vibratória local em UB (unidades Bovis)
2º Relação Cosmotelúrico
3º Finalidade do edifício

A avaliação se faz por meio da radiestesia e com o gráfico específico (Figura 50), como testemunho use a planta do local, um conjunto de fotos, em último caso apoie a mão livre na parede (Figura 50).

O resultado mínimo aceitável é 5, que demonstraria um estado de equilíbrio. No entanto para uma residência ou local de trabalho é desejável um índice de 6 a 6,5. O índice para uma igreja será de 7, ou até um pouco mais. Numa marquise, num estacionamento coberto e demais áreas do tipo, são aceitáveis valores um pouco abaixo de 5.

Em locais de longa permanência não é conveniente taxas muito altas, o resultado seriam estados alterados de consciência num ambiente doméstico ou de trabalho.

Uma cave de envelhecimento de vinhos deve ter uma taxa Bovis alta e um IRV baixo;
    uma garagem no subsolo, taxa Bovis baixa e IRV baixo;
    armazém, taxa Bovis mediana e IRV baixo;
    igreja, taxa Bovis alta e IRV alto;
    residência/local de trabalho, taxa Bovis elevada e IRV alto.

Técnica do reequilíbrio virtual do espaço

Esta técnica só deve ser implementada após terem sido exploradas todas as possíveis alternativas de intervenção física.

Os melhores resultados sempre são alcançados por meio de alterações físicas no imóvel. Claro que, no caso de apartamentos, isso raras vezes é possível.

A correção virtual do espaço deve ser utilizada como paliativo ou última opção entre a execução de outras alternativas.

A base desta técnica é a seguinte: trata-se de inserir sobre uma planta na escala do imóvel ou então um desenho leigo, mas com as mesmas características de uma planta, uma figura geométrica ou conjunto de figuras, cuja ação promoverá um reequilíbrio.

O desenho deve ser executado sobre a planta ou o desenho proporcional, cuja área mínima será um papel no tamanho A3 (Figura 51).

No caso específico deste desenho reequilibrador, é aconselhável usar formas dentro da proporção da razão áurea. A sobrecarga "mágica" na construção não é muito importante. No entanto aconselhamos investigar radiestesicamente com os pêndulos hebraicos Magia e Shin.

1. Avaliar com biômetro a taxa vibracional geral.

2. Pesquisar direção ou eixo de orientação do futuro desenho corretor.

3. Pesquisar sobre esse eixo, já riscado a lápis, qual o ponto inicial e qual o sentido.

4. Pesquisar de quantos elementos se compõe o desenho (ou figuras geométricas).

a. é um círculo?

b. de quantos lados se compõe?

c. é simétrico?

d. dimensão ou raio?

5. Com biômetro, avaliar taxa vibracional geral.

6. Avaliar duração do efeito corretor em meses.

Uma vez terminado o desenho corretor, enrolar a planta (rolo largo), "não dobrar", guardar em uma prateleira. Se possível, checar periodicamente. Todas as pesquisas são radiestésicas, usar pêndulo comum e biômetro.

Este trabalho é normalmente demorado e requer um radiestesista talentoso ou com grande prática. Um desenho corretor bem-sucedido promoverá um reequilíbrio válido por um prazo de dois a quatro anos. Alguns fatores poderão, no entanto, interferir ao longo do tempo: novas edificações vizinhas, instalação de antenas de celular ou rádio, obras das companhias de água, gás, metrô etc., alterações na própria edificação, mudanças de mobiliário ou sua disposição.

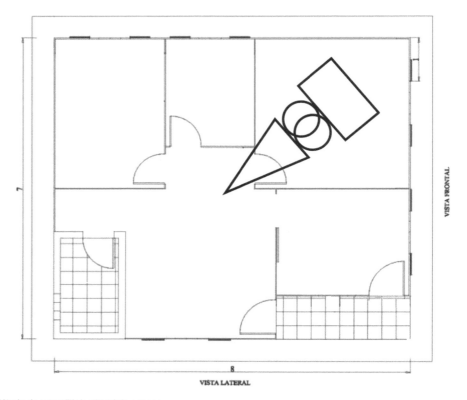

Fig. 51 - Método do reequilíbrio virtual do espaço.

Caderno especial de gráficos para pesquisa em Geobiologia

Pesquisa inicial | Régua Geobiológica
| Origem das ondas nocivas

Este gráfico radiestésico permite a avaliação de desequilíbrios em locais construídos ou não.

Alinhe o gráfico com o N orientado para o Norte. Use como testemunho uma planta do local ou um desenho leigo do mesmo ou, então, uma foto ou conjunto de fotos. Use para a pesquisa um pêndulo comum, lance-o com fio longo a partir do zero central.

Investigue primeiro o aspecto cósmico, do lado direito do gráfico, do zero para a direita.

São aceitáveis valores até 20, acima deste valor o local deve ser "tratado".

Agora investigue desequilíbrios de caráter telúrico, do zero para a esquerda. São aceitos valores até 40, mais do que este valor o local deverá ser "tratado".

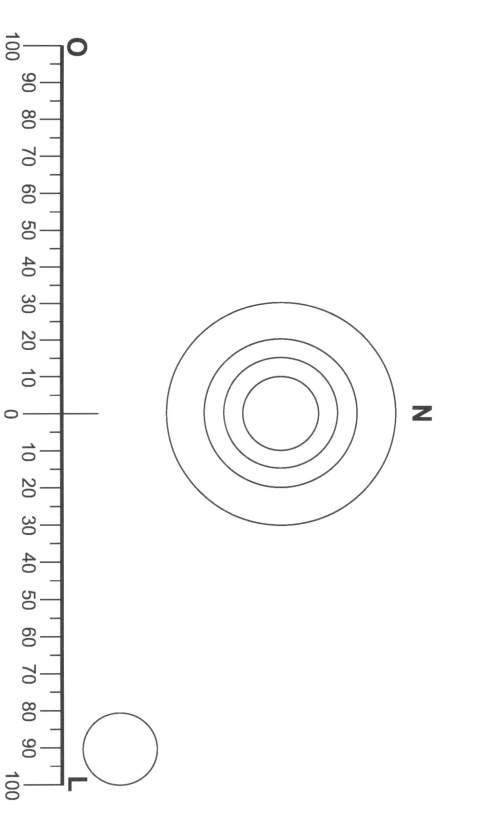

Origem das ondas nocivas

Coloque o testemunho, planta ou foto sobre o círculo central, lance o pêndulo com fio longo e questione qual a origem das ondas nocivas, e espere que a orientação indique o resultado.

O desequilíbrio pode ter mais de uma origem.

Causa psíquica abrange todas as manifestações do mundo oculto.

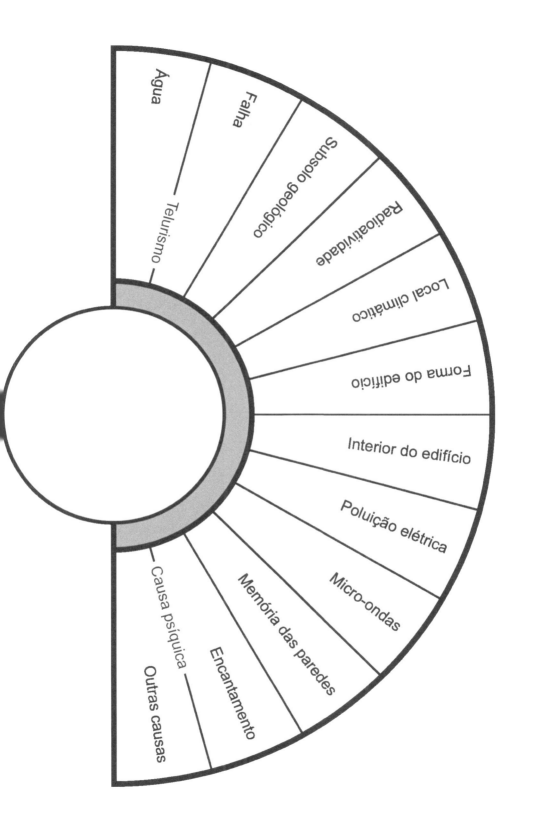

Caderno especial de gráficos para pesquisa em Geobiologia

Variantes físicas | Ondas Eletromagnéticas de Baixas Frequências
| Campo Elétrico Induzido. Campo elétrico
| Campo Magnético Induzido
| Ionização – Yin / Yang
| Radiação Ionização: Gás Radônio e Polônio
| Medida de Potencial Espontâneo

Ondas Eletromagnéticas de Baixas Frequências

Vasta bibliografia nacional e internacional tem dado ênfase às anomalias de baixa frequência, pois essas atuam na nossa frequência cerebral. As emissões de ondas eletromagnéticas de todo o espectro visto na Tabela de Escala de Frequências, Hiperfrequências e Ondas Eletromagnéticas emitem em 60 Hz, a mesma de nossa atividade cerebral. Isto quer dizer que essas ondas induzem a nossa atividade cerebral a entrar em ressonância com essa vibração. Durante o dia elas não têm a importância primordial, pois estamos em atividade mental com emissão de ondas eletromagnéticas na frequência de 60 Hz a 200 Hz. Mas quando vamos dormir a nossa atividade cerebral diminui para 4 a 7 Hz ou ciclos por segundo, para um descanso total. No entanto, quando estamos sob influências de anomalias eletromagnéticas nocivas de todas as ordens de grandeza, elas emitem também essa frequência de 60 Hz. Então, quando vamos dormir, na verdade não "dormimos" em nível celular, pois em vez de irmos para uma frequência de 4 a 7 Hz continuamos com 60 Hz devido à ressonância com as vibrações anômalas dos locais com emissões radioativas anômalas. Daí aparecer o stress que ninguém consegue descobrir de onde provém. Nada mais é do que a ressonância com os locais irradiados, entre outras possibilidades.

Este gráfico também é um gráfico auxiliar que não dá diagnóstico, pois a sua indicação, quando medimos um local ou uma pessoa, não diz o grau de periculosidade do local. No entanto ele é necessário para aumentar mais um parâmetro que, somado com os anteriores e os que vamos apresentar, torna-se uma poderosa ferramenta.

Gráfico de medição radiestésica referente às medições de Ondas Eletromagnéticas de Baixa Frequência (OEMBF). Veja a tabela referente ao espectro de ondas eletromagnéticas da Figura 105 (Mariano Bueno). São anomalias que variam de 3 a 300 KHz. Na tabela, são denominadas de ELF, SLF, ULF, VLF, LF até o início de MF. São ondas longas com frequências que variam de extremamente baixas a frequências baixas a média.

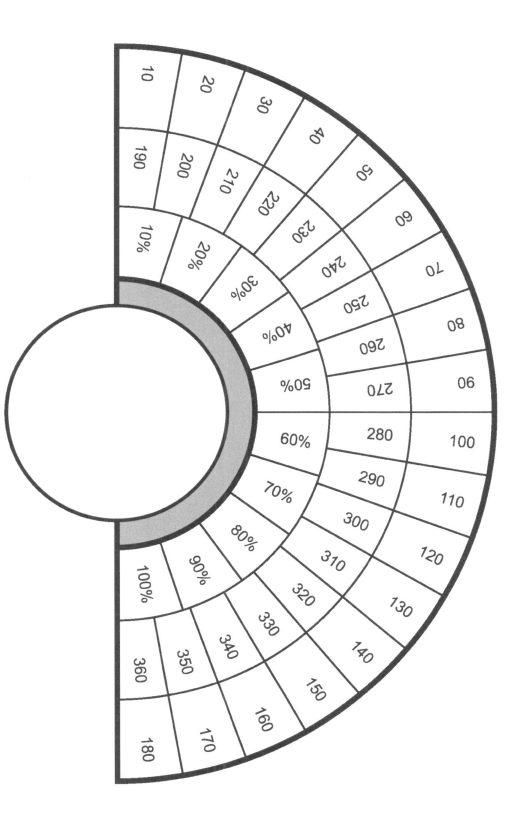

Campo Elétrico Induzido
nVA (nanoVolt/Ampere = NanoWatt (nW)

Gráfico de medição radiestésica de Campos Elétricos Induzidos, em locais fechados. Medida utilizada nanoVoltAmpére (nVA) ou nanoWatt (nW). Medição estritamente radiestésica.

Esse gráfico foi criado durante a pesquisa realizada em uma fábrica de rodas. Como no setor de usinagem das rodas de alumínio existiam geradores e transformadores de energia com a medição de 15.000 KVA ou KW, percebemos que essa emissão elétrica em locais fechados afetava o nosso organismo.

Assim quando existem campos elétricos emitidos por radiações diversas vindas da Terra como do meio ambiente, como torres de micro-ondas ou alta tensão, bem como radiações terrestres como água subterrânea, zona tectônica e principalmente o gás radônio em locais fechados, como edifícios e residências, observava-se a presença de campos elétricos induzidos.

Assim quando se modifica a energia do local fechado, reequilibrando o ambiente, desaparece a presença desta anomalia.

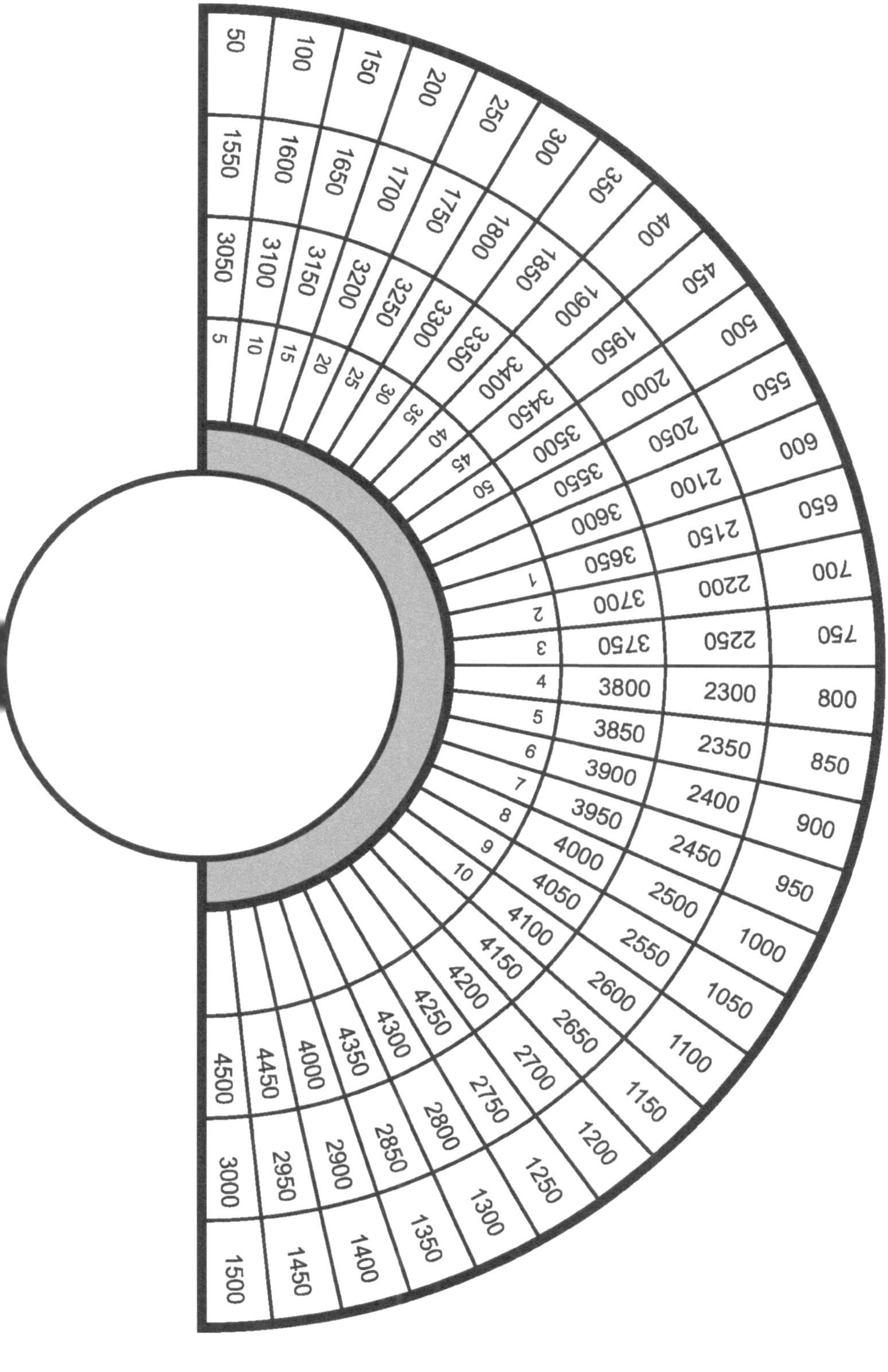

Campo Magnético Induzido
NanoTesla (nT)

Gráfico radiestésico de medição de Campo Magnético Induzido em locais fechados. Medidas em nanoTesla (nT). Medição estritamente radiestésica.

À semelhança das explicações do item anterior observa-se também, nos locais fechados, a emissão radioativa de um campo magnético induzido pelas presenças de anomalias vindas da Terra e do meio ambiente.

50 · 100 · 150 · 200 · 250 · 300 · 350 · 400 · 450 · 500 · 550 · 600 · 650 · 700 · 750 · 800 · 850 · 900 · 950 · 1000 · 1050 · 1100 · 1150 · 1200 · 1250 · 1300 · 1350 · 1400 · 1450 · 1500

1550 · 1600 · 1650 · 1700 · 1750 · 1800 · 1850 · 1900 · 1950 · 2000 · 2050 · 2100 · 2150 · 2200 · 2250 · 2300 · 2350 · 2400 · 2450 · 2500 · 2550 · 2600 · 2650 · 2700 · 2750 · 2800 · 2850 · 2900 · 2950 · 3000

3050 · 3100 · 3150 · 3200 · 3250 · 3300 · 3350 · 3400 · 3450 · 3500 · 3550 · 3600 · 3650 · 3700 · 3750 · 3800 · 3850 · 3900 · 3950 · 4000 · 4050 · 4100 · 4150 · 4200 · 4250 · 4300 · 4350 · 4000 · 4450 · 4500

5 · 10 · 15 · 20 · 25 · 30 · 35 · 40 · 45 · 50

1 · 2 · 3 · 4 · 5 · 6 · 7 · 8 · 9 · 10

Ionização
Medição e estudo das condições de ionização
(Para lugares e seres vivos)
Valores (+): positivos ou maléficos
valores (-): negativos ou bons

Use como testemunho uma planta ou foto do local, aponte o mesmo com a mão livre, lance o pêndulo com fio longo e questione qual o índice de ionização local.

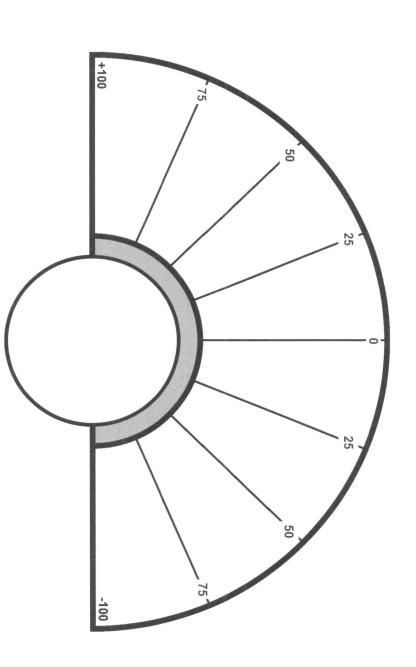

Radiação Ionização: Gás Radônio e Polônio

Estes gráficos foram confeccionados em decorrência da observação de anomalias eletromagnéticas ionizantes encontradas em locais com essas emissões, primeiramente, diretamente em locais onde se trabalham com elementos radioativos ionizantes. Posteriormente confirmadas, através de fotografias, em locais de usinas nucleares sendo desativadas.

Gráfico de medição radiestésica de emissão radioativa ionizante. No lado esquerdo, qualificada, neste trabalho, como polônio, com unidades estabelecidas por nós como sendo Becquerel por metro cúbico ($âq/m^3$) e, do lado direito, gráfico de emissão radioativa ionizante qualificada, neste trabalho, como gás radônio, com unidades estabelecidas por nós como sendo micro Roentgen por hora ($\mu R/h$). Essa classificação tem como objetivo dar um caráter significativo para a percepção de anomalias eletromagnéticas ionizantes, no entanto não devem ser comparadas com os instrumentos de medição fabricados pelo homem. O gráfico do lado esquerdo (Polônio) atinge o valor de 900, podendo ser multiplicado por valores de 10, 20, 30, 40, 50 etc. O gráfico do lado direito (Gás Radônio) atinge o valor de 90, podendo ser multiplicado por valores de 10, 20, 30, 40, 50 etc.

A radiação ionizante, como o gás radônio, é uma emissão de radiação gama, tem uma energia muito alta, pois ela é representada pela fórmula $E = \hbar f$ (ou seja, $\hbar$ = constante de Planck = $6,62 \times 10^{-14}$ J.s - Joule.segundo, que é multiplicado pela f = frequência em Hertz). São pequenos pacotes de energia, no caso, significando que a Energia de um Quantum de Radiação é representada por essa fórmula $E = \hbar f$.

Vamos entender um pouco do porquê essa radiação ionizante, como a emissão de gás radônio, um gás insípido, inodoro, invisível, tem uma força de destruição molecular.

A fórmula acima conta o motivo: a constante de Planck ($\hbar$) é multiplicada pela frequência (f). A frequência dessa radiação ionizante é de 10^{11} a 10^{14} GHz (significando que a pulsação dessa emissão radioativa é de 100 bilhões a 100 trilhões de ciclos por segundo. Com essa velocidade de movimentação, gera uma força cinética de deslocamento, medidas em elétronVolts (eV). Sendo que Volt é uma medida de diferença de potencial entre um ponto A até um ponto B, com a d.d.p. de 1 V, percorrido por um elétron ionizado; essa emissão tem o valor de 1 eV, sendo que a força de 1 eV = $1,6 \times 10^{-12}$ J (Joule).

Por que, então, não se valoriza a presença de gás radônio nas residências? Simplesmente porque a quantidade de emissão radioativa é muito, muito pouca, débil, não captável por qualquer instrumento construído pelo homem (a não ser máquinas de alta sensibilidade, caríssimas, não acessíveis em pesquisas dessa natureza).

O gás radônio emitido nos locais é de muito pouca quantidade de emissão, no entanto a sua força energética é muito alta. E como essa emissão radioativa vibra com comprimentos de ondas da ordem de $ë = 10^{-12}$ a 10^{-14} m (metros) ou 10^{-2} a 10^{-4}ú4 10etros) ou 10tido nos locais é de muito pouco nível atômico, como consequência em nível molecular, afetando o macro em nível celular. Essa vibração com uma frequência de trilhões de ciclos por segundo e de tamanhos das ondas em níveis atômicos não há como sermos "imunes" a tal radiação.

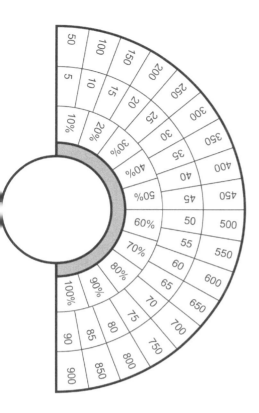

MICRO RÖTGEN/HORA
RADIAÇÃO GAMA γ

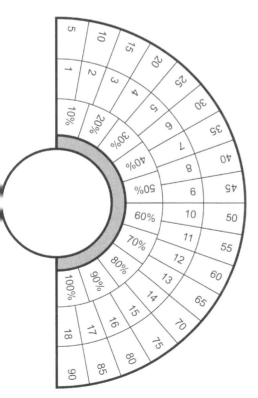

BECQUEREL M³
RADIAÇÃO $\alpha\beta$

Medida de Potencial Espontâneo
Unidade de medida: miliVolt/m

Zona tectónica mV/m (-)
(Fraturamento em rochas
ígneas e metamórficas

Água subterrânea em movimento m/Vm (+)
(Em sedimentos inconsolidados
e rochas sedimentares)

Este gráfico tem a função de identificar anomalias eletromagnéticas emitidas por água subterrânea em movimento (lado direito) e zona tectônica (lado esquerdo).

O gráfico foi criado com base nas medições de geofísica, obtidas por aparelhos que medem a diferença de potencial entre dois pontos em um terreno, com a emissão de uma corrente elétrica no solo, por meio de fios estendidos de um ponto A até um ponto B. Esse aparelho mede a resistividade do solo ou da rocha à passagem da corrente elétrica. Caso haja uma anomalia, por exemplo, diante da passagem da corrente por uma ruptura na rocha ou no solo, como uma fratura, uma falha geológica, ocorre uma diminuição de resistividade ou da resistência da rocha, aumentando a diferença de potencial entre os dois pontos no terreno, em função de um aumento da intensidade de corrente emitida pelo aparelho. Uma descontinuidade é captada em relação a uma emissão homogênea sem rupturas, onde não se identificaria alguma anomalia. A presença da descontinuidade geológica sugere uma ruptura que pode armazenar água subterrânea a grandes profundidades. Com a somatória de vários pontos no terreno, por meio de vários perfis elétricos, consegue-se um aumento na possibilidade da identificação de presença possível de água, no caso desse tipo de pesquisa. Como é uma observação indireta, somam-se outras observações geológicas para se diminuir a possibilidade de erros e aumentar o acerto. Em radiestesia não há necessidade de se entender esta parte técnica, contudo é necessário entender a função do gráfico.

Quando for água de subsolo, os valores são menores, enquanto que em zonas tectônicas com água subterrânea os valores são altos. As medidas são obtidas em mV/m (-) para zonas tectônicas e em mV/m (+) para água de subsolo (mV/m: milivolts/metro).

O lado esquerdo indica as zonas tectônicas, quebra das rochas. Vê-se que é muito mais potente a emissão em zonas tectônicas, lado esquerdo do gráfico, de campos eletromagnéticos anômalos do que do lado direito do gráfico, que indica movimento de água subterrânea em um declive, por exemplo. Observa-se que os valores do lado esquerdo, medição de zona tectônica, vão aumentando de fora para dentro, logaritmicamente, até o valor de 2.802.600 mV/m (-). Se aumentar além desse valor, multiplica-se por 2, 3, 4 , 5 etc. vezes. O mesmo ocorre com o lado direito para medição de água subterrânea em movimento, aumenta para dentro até o valor de

2760 mV/m (+). O mesmo ocorre com o caso de aumentar além desse valor, multiplica-se, o que é comum, por 10, 20, 30, 40 ou mais vezes.

Este gráfico é importante para dar diagnósticos da presença dessas rupturas de rochas e a presença de água subterrânea sob as residências.

É importante o treino em locais conhecidos de antemão sobre a presença de zonas tectônicas e de água subterrânea, com consciência; assim, quando estiver em um local desconhecido e aplicar o gráfico, à semelhança, se tiver a mesma vibração, a sua percepção e a sua consciência identificarão como sendo as mesmas. Assim você poderá perceber que quando não houver a anomalia medida, a indicação do pêndulo sobre o gráfico será zero, querendo dizer que não há no local de análise a presença de zona tectônica e de água subterrânea ou se o pêndulo percorrer o lado esquerdo do gráfico (zona tectônica) e não percorrer o lado direito do gráfico (água subterrânea), pode-se ter a quase certeza de que o local tem quebra de rochas e não tem água subterrânea. Por exemplo, houve a indicação de zona tectônica (lado esquerdo do gráfico) com um valor de diferença de potencial ÄV = 72.900 mV/m (-) e ao movimentar o pêndulo para o lado direito do gráfico indicou zero de anomalia.

Quando utilizamos a Régua Bovis, somente, não poderemos dar diagnóstico das anomalias dos locais. Mesmo que a Régua Bovis indique um valor de 1.000 UB, não significa que é um grande problema ou se é um pequeno problema, já que a mesma indicação de 1.000 UB pode ser tanto para a presença de água subterrânea ou de zona tectônica. Mas é importante utilizar o gráfico de diagnóstico, no caso o Gráfico de Potencial em questão, porque a presença de zona tectônica é milhares de vezes mais potente que a presença de água subterrânea, mesmo que a Régua Bovis esteja indicando para os dois os mesmos 1.000 UB. Por isso não se pode utilizar a Régua Bovis (como é comum entre os radiestesistas) porque ela não dá diagnóstico do tipo de anomalia que está afetando o local, também não indica a densidade da radiação (a quantidade de radiação). Ou seja, a régua não nos dá a qualidade e nem a quantidade da emissão radioativa. O mesmo acontece com o Gráfico de Ionização, pois esse pode indicar 100 (+) de ionização, só que muitas anomalias diferentes podem dar o mesmo valor.

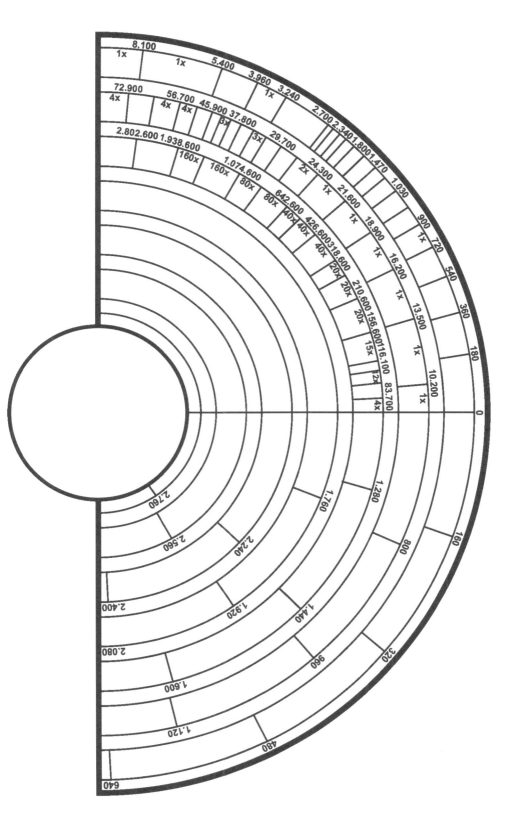

Caderno especial de gráficos para pesquisa em Geobiologia

Pesquisa hídrica | Profundidade da água em metros
| Vazão da água em metros cúbicos/hora

Profundidade da água em metros

Coloque o testemunho, planta ou foto sobre o círculo central, lance o pêndulo com fio longo e questione qual a profundidade da água em metros.

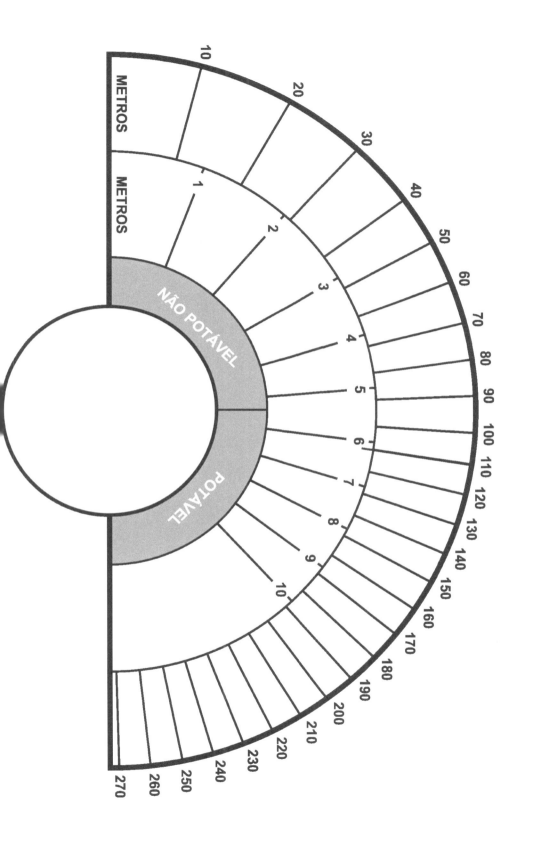

Vazão da água em metros cúbicos/hora

Coloque o testemunho, planta ou foto sobre o círculo central, lance o pêndulo com fio longo e questione qual a vazão da água em metros cúbicos/hora.

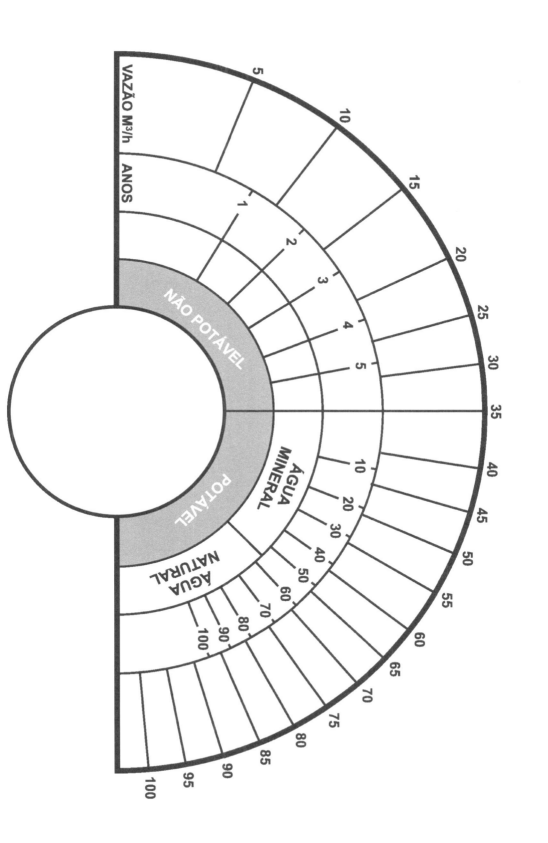

Caderno especial de gráficos para pesquisa em Geobiologia

Técnicas de reequilíbrio | Métodos para harmonização

Coloque o testemunho, planta ou foto sobre o círculo central, lance o pêndulo com fio longo e questione quais os métodos de harmonização indicados para o local.

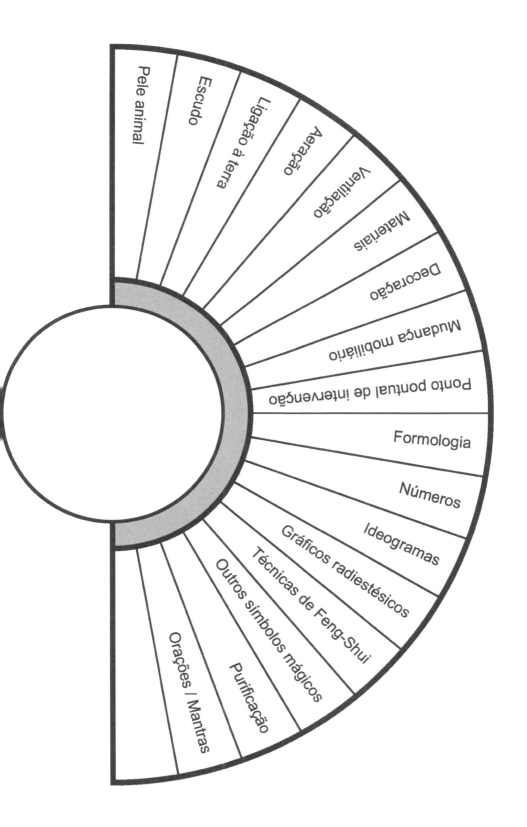

Caderno especial de gráficos para pesquisa em Geobiologia

Resultante vibratória | Relação cosmotelúrica
| Índice de Ressonância Vibratória

Relação cosmotelúrica

Esta análise se faz em dois tempos. Com a mão livre aponte para um testemunho do local (planta ou foto), comece pelo círculo superior (cósmico) com um pêndulo comum e inicie pelo centro.

O pêndulo deverá se dirigir para um dos segmentos numerados, avance até o segmento apontado. Se estiver correto, o giro será anti-horário. Agora faça exatamente a mesma coisa sobre o círculo inferior, só que desta vez o giro será horário.

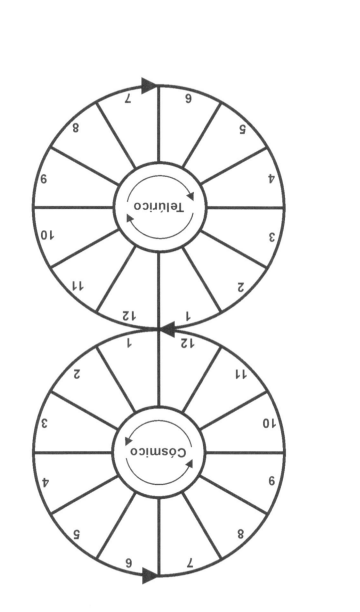

Índice de Ressonância Vibratória

Use como testemunho uma planta ou foto do local, aponte o mesmo com a mão livre, lance o pêndulo com fio longo e questione qual o IRV do local e a reação do pêndulo será semelhante ao uso do biômetro.

=5 Equilíbrio - neutro

<5 Telúrico

>5 Cósmico

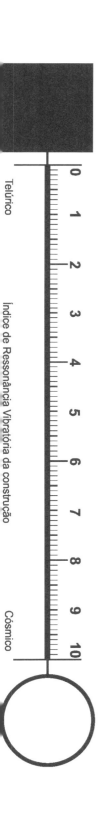

BIBLIOGRAFIA

Alexandre, Rémi. Votre Lit est-il a La Bonne Place. Paris: Mutus Liber, 1995

Bassler, Guido S. Lugares Altamente Energéticos. Buenos Aires: Editorial Kier, 1998

Bueno, Mariano. O Grande Livro da Casa Saudável. São Paulo: Roca, 1995

Cardinaux, Stéphane. Géometries sacrées. Paris: Éditions Trajectoire, 2004

Charpentier, Louis. Les Mystères de La Cathédrale de Chartres. Paris: Robert Laffont, 1968

Corbella, Oscar & Simos Yannas. Em Busca de uma Arquitetura Sustentável para os Trópicos. Rio de Janeiro: Editora Revan, 2003

Corbusier, Le. Ver Une Architecture. Paris: Flammarion

Doczi, György. O Poder dos Limites. São Paulo: Editora Mercuryo, 1990

Euclides. Os Elementos. Por download na Internet

Ferlenga, Alberto & Paola Verde. Dom Hans van der Laan. Milão: Electa, 2001

Foye, Jean de la. Ondas de vida, ondas de morte. São Paulo: Siciliano, 1998

Gillings, Richard. Matemática no Tempo dos Faraós: The Mit Press Classic, 1972

Laan, Dom Hans van der. L´Espace Architetonique. Leiden: E.J. Brill, 1989

Lawlor, Robert. Geometria Sagrada. Madrid: Edições Del Prado, 1996

Livio, Mario. Razão Áurea. Rio de Janeiro: Record, 2006

Marçais, Pierre & Denise Rey. Aperçus sur La Géométrie Sacrée. Paris: Guy Trédaniel Editeur, 1998

Meeus, Jean. Astronomical Algorithms, 1998

Merz, Blanche, Piramides, catedrales y monastérios. Madrid: Martinez Roca, 1987

Neufert, Ernest. A Arte de Projetar em Arquitetura. Barcelona: Gustavo Gili, 2004

Nicolas, Pierre-Alexandre. O Segredo das Catedrais. São Paulo: Triom, 2001

Pacioli, Luca. La Divina Proporcion. Madrid: Akal Ediciones, 1991

Raphael Sands, Helen. Labirinto – Caminho para meditação e cura. São Paulo: Madras, 2001

Saunders, Thomas. Sua Saúde e o Ambiente que Construímos. São Paulo: Cultrix – Amana-Key, 2004

Vitruvius, Polio, Vitruvio da arquitetura. São Paulo: Ucitec Editora, 2002

Conheça outros livros da Editora Alfabeto

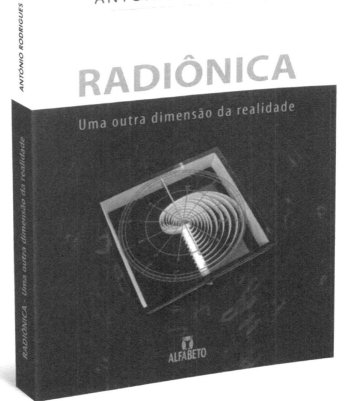

Conheça outros livros da Editora Alfabeto

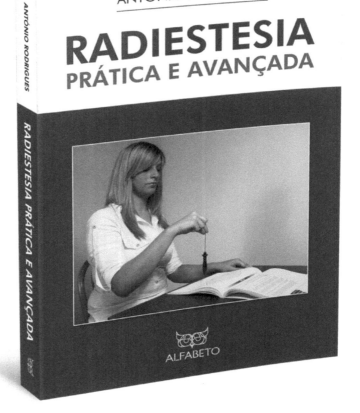